Kirsten Kuhnert

Das Geschenk der Delphine

Durch eine außergewöhnliche Freundschaft zurück ins Leben

WILHELM HEYNE VERLAG
MÜNCHEN

HEYNE SACHBUCH
19/770

Dieses Buch ist als Heyne-Hardcover unter dem Titel
JEDEN TAG EIN KLEINES WUNDER erschienen.

Bildnachweis:
Archiv der Autorin: Bildteil S. 1, 2, 3, 4, 5 oben und Mitte,
6 oben, 16 oben und Mitte
Archiv *dolphin aid:* S. 9
Guess Photos: Bildteil S. 5 unten, 6 unten, 10, 16 unten
Nomi Baumgartl: Bildteil S. 7, 11, 13, 14 oben, 15
Constanze Wild: Bildteil S. 8, 14 unten
Markus Tedeskino: Bildteil S. 12

Umwelthinweis:
Dieses Buch wurde auf chlor- und säurefreiem Papier gedruckt.

Taschenbucherstausgabe 07/2001

http://www.heyne.de
Printed in Germany 2001
Umschlagillustration: Farbe: Ulrike Schamoni;
Schwarz-Weiß: Nomi Baumgartl
Umschlaggestaltung: Hauptmann und Kampa
Werbeagentur, CH-Zug
Innenillustration: »Delphin mit Herz«: Peter-Torsten Schulz
Herstellung: Helga Schörnig
Bildteil: RMO & welte, München
Satz: Gramma GmbH, München
Druck und Verarbeitung: Ebner Ulm

ISBN 3-453-18844-6

Inhalt

Für Tim und Kira

Im Gedenken an Maurice, Christian,
Sebastian, Prisca-Kim und Timo

Vorwort von Seiner Königlichen Hoheit Prinz Leopold von Bayern

Als ich vor fünf Jahren von Tim Kuhnerts Unfall erfuhr, war ich erschüttert. Es hat mich tief beeindruckt, dass meine langjährige Freundin Kirsten Kuhnert sich damals nicht der Lethargie hingab, sondern sogar noch die Kraft fand, den Verein *dolphin aid e.V.* ins Leben zu rufen.

Mit großartigem Engagement ermöglichte sie gemeinsam mit vielen ehrenamtlichen Helfern, mittlerweile über 200 Familien, dass sie wieder Hoffnung für ihre kranken Kinder schöpfen können. Mit großer Freude bin ich ihrer Bitte gefolgt, die Schirmherrschaft für *dolphin aid* zu übernehmen, denn ich weiß aus eigener Erfahrung, was es für eine Familie bedeutet, ein »besonderes« Kind zu haben.

Bereits bei meinem ersten Besuch eines Zentrums für Delphin-Therapie habe ich ergreifende Szenen miterleben dürfen: Kinder, die in ihrem ganzen Leben noch nie gelacht haben, empfanden dank der Delphin-Therapie auf einmal viel Freude. Oder stellen Sie sich ein Kind vor, das spastisch behindert ist und zum ersten Mal willentlich die Hand ausstreckt. Wie ein kleines Wunder.

Für uns alle, die wir gesund sind, bedeutet dies eine Verpflichtung. Gemeinsam haben wir es in der Hand, so vielen Kindern wie möglich zu solchen Glücksmomenten zu verhelfen. Diese Momente bedeuten Selbstvertrauen, Fortschritt und Lebensfreude. Viele Menschen haben bereits Flagge gezeigt und sich entschieden, die Vision von Kirsten Kuhnert zu unterstützen. Sponsoren haben Verantwortung übernommen. Mit ihrem beispielhaften Engagement für *dolphin aid* schaffen diese Unternehmen gemeinsam die Voraussetzung dafür, dass kranken Kindern immer häufiger geholfen werden kann.

Möge dieses Buch dazu beitragen, Eltern kranker Kinder Mut zu machen, den oft dornigen Weg in eine bessere Zukunft für ihre Kinder mit Zuversicht zu begehen, und denen, die das Schicksal begünstigt hat, einen Einblick zu gewähren in den täglichen Kampf für ein besseres Morgen.

Prinz Leopold von Bayern,
Schirmherr von *dolphin aid*

Geleitwort von Dr. David E. Nathanson

Es ehrt mich, Kiki Kuhnert ein paar Worte zu diesem Buch mit auf den Weg zu geben.

Jeder, der mich oder das Programm von *Dolphin Human Therapy* kennt, weiß, dass ich Menschen nach dem beurteile, was sie tun, und nicht danach, was sie sagen. Für mich ist die Hilfe für kranke oder behinderte Kinder und ihre Familien die lohnenswerteste Aufgabe, die man sich vorstellen kann.

Kiki hat vielen Kindern und Familien durch die Bemühungen von *dolphin aid* geholfen. Ihr Interesse an diesen Kindern ist aufrichtig. Die Liebe für ihren Sohn Timmy und ihr Engagement, um sicherzustellen, dass Timmy die Hilfe bekommt, die er braucht, sind mitreißend.

Kiki ist jemand, den Sie kennenlernen müssen. Sie ist diese seltene Mischung aus Mitgefühl und Tatendrang, die diese Welt zu einem besseren Ort macht.

Dr. David E. Nathanson
President of *Dolphin Human Therapy*

I.

Timmy – eine besondere Geschichte

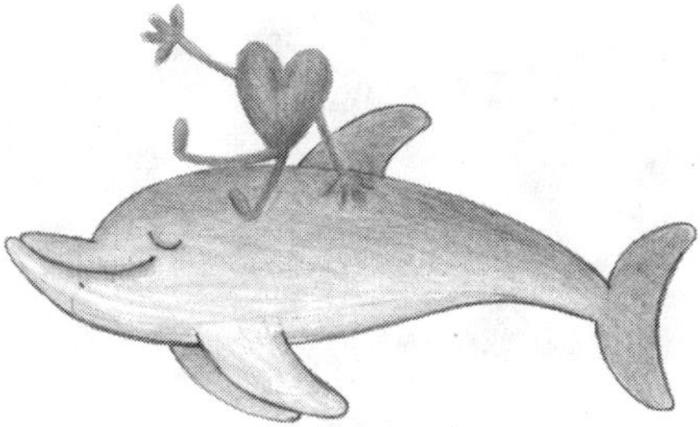

Eigentlich ist dies Timmys Geschichte.

Allerdings ist er im Moment nicht in der Lage, sie selbst zu erzählen. Denn Timmy kann nicht sprechen. Er kann auch nicht laufen, herumtoben oder mit anderen Kindern im Sandkasten spielen. Aber er ist da und das allein ist schon ein Wunder.

Und so wie ich ihn streichle, wenn ich fühle, dass er meine Nähe braucht, so wie ich ihm erzählt habe, was ich sehe, als seine Augen die Welt um ihn herum noch nicht wieder erblicken konnten, so wie ich ihn kratze, wenn ich merke, dass es ihn juckt, und so wie ich ihm davon erzähle, dass er eines Tages wieder gesund sein wird, so werde ich für ihn seine Geschichte erzählen, die auch meine Geschichte ist.

Es ist die Geschichte eines ganz besonderen kleinen Jungen, der sehr tapfer ist und der auch mich Tapferkeit lehrte. Auf seinem Weg hat dieser kleine, große Mann, der mein Sohn ist, Wunderbares bewirkt, hat Menschen verändert und vor allem mein Leben trotz dieses grenzenlosen Kummers reicher gemacht.

Tims Geschichte ist auch die Geschichte von *dolphin aid*.

Während seiner ersten Begegnung mit Spunky, der Delphin-Dame, hat Tim zum ersten Mal wieder laut gelacht, eineinhalb Jahre nach seinem Unfall. Aus diesem unbeschreiblichen Glücksgefühl heraus entschloss ich mich, eine Organisation ins Leben zu rufen, die auch anderen kranken Kindern eine heilsame Begegnung mit Delphinen ermöglichen sollte. Und auf einmal hatte ich fast zweitausend Patenkinder.

Keine Geschichte ist wie die andere, jede Familie wird mit dem Anspruch dieser »besonderen« Kinder anders fertig. Oft lese ich die Briefe von hoffenden, engagierten, aber auch verzweifelten Menschen mit gemischten Gefühlen. Ich kann ihren Schmerz nachempfinden, verspüre ihren Willen und ihre Stärke bei der Bewältigung ihrer Probleme, um für die kranken Kinder nach Wegen in eine lebensfrohe Entwicklung zu suchen.

Aus diesen persönlichen Geschichten schöpfe ich die Motivation, weiterzumachen mit diesem aufwändigen und kräftezehrenden Engagement für Timmy und all die anderen Kleinen, die unserer Hilfe im Besonderen bedürfen. Und aus der Tatsache, dass ich selbst nach Tims Unfall froh gewesen wäre, wenn es *dolphin aid* schon gegeben hätte – einfach als Anlaufstelle für Fragen, Sorgen, Ängste, Hilfe und ein kleines Stück Hoffnung.

Wie Timmy ist jedes dieser *dolphin-aid*-Kinder einzigartig, wie Timmy hat jedes dieser Kinder eine ganz eigene, unvergleichliche Geschichte. Und doch gibt es Dinge, die sie alle gemeinsam haben: Sie zeigen ihren Eltern, welche Kraft in ihnen steckt, dass man viel mehr ertragen kann, als man jemals glaubte, in dem Bewusstsein, so sehr gebraucht zu werden. Sie zeigen uns, dass wir uns über die Grenzen der angenommenen Belastbarkeit hinwegsetzen können mit der bestmöglichen Kraftquelle, die diese Welt zu bieten hat: Liebe.

Einige meiner Patenkinder habe ich persönlich kennen lernen dürfen. Sie alle haben mich beeindruckt – als herausragende kleine Persönlichkeiten. Egal wie groß der Grad ihrer momentanen »Verhinderung« auch sein mag, sie haben vieles bewirkt. Vor allem haben sie den Blickwinkel der Menschen in ihrer Umgebung verändert, andere Maßstäbe gesetzt, Lebenspläne und -inhalte geschaffen und auch geändert, sie haben vielen Menschen die Augen geöffnet und mit all dem ihre Umwelt zur Konzentration auf elementare Werte gezwungen. All diese kleinen, großen Menschen bedeuten mir sehr viel und ich bin dankbar, dass ich ihnen begegnen konnte.

Tims Geschichte ist die Geschichte von *dolphin aid*. Tim ist *dolphin aid*. Und ich erzähle die Geschichte meines Sohnes in der unerschütterlichen Hoffnung, dass er mir eines Tages, wenn wir beide diesen Weg gemeinsam mit seiner kleinen Schwester Kira und einigen ganz besonderen Menschen zu Ende gegangen sind, sagen wird, ob ich all seine Empfindungen, Wünsche, Ängste und Träume immer richtig gedeutet habe.

Kirsten Kuhnert

Das Unglück

Timmy ist ein Kind der Sonne.

An dem Tag, als er sich entschied, ein Teil dieses Lebens zu werden, schien die Sonne, am Tag seiner Geburt schien die Sonne, und auch an dem verhängnisvollen Tag seines Unfalls schien die Sonne, zur Taufe seiner kleinen Schwester Kira.

Sonne war für Timmy schon immer außergewöhnlich wichtig und auch heute gibt sie ihm die notwendige Kraft, seinen Weg zu meistern, bis er wieder ein ganz normaler Junge sein kann.

Tim war ein Wunschkind, ein herbeigesehntes, geliebtes Kind. Ein besonderes Kind. Jede Mutter empfindet ihr Kinder als etwas Besonderes und jedes Kind ist auf seine ganz eigene Art etwas Außergewöhnliches. Welche Steigerung gibt es also für dieses »Besondere«? Tim besaß eine Ausstrahlung, ja eine Aura, die selbst den schlimmsten Kinderhasser bezauberte, er begeisterte die Menschen mit seiner Persönlichkeit und zog sie unwiderruflich in seinen Bann.

Ich habe ihn als Geschenk empfangen und war mir doch von Anfang an sicher, dass man ihn mir wieder wegnehmen würde. In meiner Erinnerung sehe ich das entsetzte Gesicht meiner Mutter, als ich ihr dies einmal sagte. Sie bat mich, nie wieder darüber zu sprechen, und hat sich doch lange Zeit später schmerzlich daran erinnert.

Viele Menschen, denen wir heute begegnen, sagen mit einem Blick auf Tim etwas eigentlich völlig Absurdes: »Wie schrecklich, dabei ist er so ein schönes Kind.« Als wenn es darauf ankäme, ob ein Kind schön ist oder nicht. Aber diese spontane, fast sinnlose Aussage zeigt, dass Tim auch jetzt, da er nicht wie andere Kinder agieren kann, nichts von seinem besonderen Zauber verloren hat.

Timmy ist nun fast acht Jahre alt und wenn ich sehe, wie herrlich sich seine Schwester entwickelt, welche Freude es bereitet, ihren Entdeckungsreisen zu folgen, wie entwaffnend ihre kindliche Logik sein kann und wie traumhaft schön es ist, mit ihr zu lachen, in die Sterne zu schauen und diese große Welt als ein einziges Wunder zu begreifen, umso mehr fühle ich mich, nicht ohne Selbstmitleid, um dieses Erleben mit Timmy betrogen.

Die Erinnerung an diese herrliche Normalität endete für meinen Sohn und mich am 18. Juni 1994, dem Tag von Kiras Taufe. Bis zu diesem Tag verlief unser Leben, zumindest nach außen, perfekt. Zwei tolle Kinder, zuerst der Junge, dann im Abstand von einundzwanzig Monaten ein Mädchen, alles ganz, wie es sich gehört. Der Schwiegervater stiftete eine Traumvilla am Stadtrand und wie es da drinnen aussah, ging niemanden etwas an.

Standesgemäß wurde die Taufe im Golfclub gefeiert, im kleinen Kreis, die Damen mit Hut. Von der wunderschönen Predigt des Pastors bis zur humorvollen Rede von Kiras Patenonkel alles auf Video festgehalten.

Dann begab man sich auf die Terrasse und entgegen unserer Gewohnheit zogen mein Mann und ich uns zurück, um in Ruhe einen Brief meines Schwiegervaters und einige Glückwunschtelegramme zu lesen, in dem sicheren Gefühl, dass die Kinder bei der Familie und den engsten Freunden gut aufgehoben waren.

Die angesteckte Zigarette wurde nicht einmal drei Züge alt und von einer Sekunde zur anderen ist Timmy nicht mehr da.

Es fällt mir schwer, an dieser Stelle weiterzuschreiben, die Angst und diese lähmende Gewissheit, dass etwas Schreckliches passiert ist, nehmen wieder Besitz von mir und es ist, als würde ich noch einmal diese schrecklichen Minuten erleben müssen. Die atemlose Suche, das Rufen, Flehen, das zu Schreien mutierte, und schließlich in weiter Entfernung dieses Bild, wie man meinen Sohn aus dem verfluchten Becken zieht und das leblose Bündel wegträgt. Mit meinem Schrei nach Martin, dem Freund, der Arzt ist und der alles ungeschehen machen muss, endet meine bewusste Erinnerung für längere Zeit.

Ich sehe mein ertrunkenes, totes Kind dort liegen, aber es ist nicht Tim, ich spreche zu ihm, rufe ihn dort, wo er jetzt ist. »Du sollst atmen, Timmy, hörst du, atme … Du musst bei Mami bleiben, Timmy, du musst atmen, komm zurück zu Mami, Timmy, atme, Mami hat gesagt, du musst atmen Timmy, hörst du mein Kind, du musst atmen…«

Das Gesicht meiner Mutter erscheint, aber es ist nicht meine Mutter, auch sie ist tot, dieses Gesicht kann nur tot sein, gestorben an dem schrecklichen Schmerz.

Tims Vater ist an der Hauswand zusammengebrochen. Warum? Er weint, aber er soll aufhören herumzuschluchzen, er soll mit seinem Sohn sprechen, Tim muss atmen. »Hörst du, was Mami sagt, Timmy, du musst atmen, atme mein Kind...«

Man lässt mich nicht zu meinem Kind, das ist nicht wichtig, das, was da liegt, ist nicht mein Kind, ich muss Timmy zurückholen von da, wo er hingegangen ist, er muss wieder eins werden mit dem, was da liegt.

Der Notarztwagen kommt nicht! Erst später erfahre ich, dass es beinahe fünfundzwanzig Minuten gedauert hat, nicht schlimm, ich registriere das kaum, spreche mit meinem Sohn, unaufhörlich. Menschen fassen mich an, ich will nicht angefasst werden, ich will mein Kind wiederhaben. Ich bin allein, ich weiß nicht, wo Timmys Vater ist, er spricht nicht mit seinem Sohn, er leidet. Er soll etwas tun, statt irgendwo zu sitzen und zu heulen. Ich muss Timmy zurückholen.

Er liegt im Notarztwagen, ich schleiche herum, höre endlich seine Herztöne, bin nicht wirklich beruhigt, nur ein kleiner Sieg, kein Aufatmen, abgerissene Sätze über Funk: »... Klinik hat kein Intensivbett, kommen gleich wieder zurück ...« Worüber reden die, mein Kind braucht kein Bett, mein Kind muss leben!!! »Remscheid würde ihn nehmen, was ist mit dem Hubschrauber?«

Timmy atmet wieder. Ich will nicht, dass er allein fliegt, aber der Hubschrauber ist zu klein. Mein Mann und mein Schwiegervater fahren vor, damit jemand da ist, um Timmy in Empfang zu nehmen. Ich warte, bis der Hubschrauber mit ihm abfliegt. Im Auto meines Onkels folge ich dem Hubschrauber, der meinen Sohn, mein Baby, in die Klinik bringt. Ich bin ganz gefasst, rauche eine Reval, habe keine eigenen Zigaretten, mir ist schlecht, ich falle … und doch ist mir völlig klar: Kira, meine kleine Prinzessin, meine Püppi, ist erst vier Monate alt, es wird ihr nie an etwas fehlen, ich liebe auch sie abgöttisch, aber wenn man mir gleich im Krankenhaus sagt, man habe für meinen Sohn nichts mehr tun können, gehe ich nie wieder nach Hause!

Das Krankenhaus liegt in der Nähe des Gymnasiums, auf dem ich Jahre meiner Schulzeit verbrachte. Ich habe es gehasst, ich mochte diese Stadt nicht, habe mich immer zwanghaft unwohl gefühlt. Ich war hundert Jahre nicht mehr hier. Wie ironisch, dass ich heute hierher zurückkehren muss.

Vor der Tür zur Intensivstation stehen Menschen, ich weiß nicht mehr wer, es waren viele, ich will zu meinem Kind, es kann nicht gut sein, wenn ich nicht bei ihm bin.

Der Arzt auf der Intensivstation, Dr. Ibach, ist ein verständnisvoller Mann. »Das, was jetzt hier mit Ihrem Kind passiert, ist Handwerk, das muss jeder beherrschen, der in der Intensivmedizin tätig ist. Entscheidend für uns ist, wie so ein kleiner Patient nach dem Unglücksfall hier ankommt. Dabei sind für uns drei Parameter wichtig: 1. die eigene Herztätigkeit, 2. Spontanatmung, 3. jederzeit auf Licht reagierende Pupillen. Meiner Erfahrung und dem jetzigen Stand der Dinge entsprechend, wird Ihr Sohn die Klinik zu fünfundneunzig Prozent so wieder verlassen, wie er in das Becken gefallen ist ...« Und leiser fügt er hinzu: »... in den anderen fünf Prozent stecken wir nicht drin.«

Alle Anwesenden atmen auf, via Handy wird die Nachricht nach außen getragen. Ein Mann, den ich nicht einmal kenne, umarmt mich, er weint vor Erleichterung. Ich will zu meinem Kind. Es kann nicht gut sein, dass ich nicht bei ihm bin. Ich bin noch lange nicht erleichtert, ich habe Angst!

Erst als man mich in einen blauen Intensivkittel hüllt, merke ich, dass ich keine Schuhe anhabe. Ich weiß nicht mehr, seit wann ich barfuß laufe. Eine Schwester besorgt mir OP-Schuhe.

Endlich bin ich bei meinem Sohn, er sieht furchtbar blass aus, leichenblass, ich streichle ihn, er ist eiskalt, warum, frage ich. Dr. Ibach sieht mich nur lange an, der Monitor zeigt Tims Körpertemperatur: 28,9 Grad. Er war tot, aber jetzt lebt er wieder! Langsam, so hoffe ich, wird mit dem Anstieg seiner Temperatur wieder Leben in seinen geliebten kleinen Körper kommen, er wird die Augen aufschlagen und so etwas wie »Mami, Tinny muss großen Bett schlafen« sagen und alles ist wieder gut!?!

Heute kann ich nicht einmal mehr mit Bestimmtheit sagen, was ich wirklich gefühlt habe oder ob ich wusste, dass Ibach sich täuschte. Ich glaube, ich wollte einfach daran glauben, dass alles nicht so schlimm war.

Die erste Kernspintomographie ist völlig in Ordnung, sagt man uns zumindest. Jetzt beginne auch ich aufzuatmen, zumindest ein bisschen, aber Timmy liegt immer noch im Koma. Dr. Ibach ist ratlos, wir erörtern nächtelang mögliche Theorien, warum Timmy nicht zu sich kommt. Wir legen Kira nackt auf seinen Bauch, holen den Hund ins Krankenhaus, ich schmiere ihm seinen geliebten Ketschup auf die Zunge, alles in der verzweifelten Erwartung, dass diese vertrauten Empfindungen ihn aus dem Koma erwecken. Höchstens für ein paar Suchtzüge an einer Zigarette lasse ich mein Kind allein, die ersten Nächte verbringe ich im Schaukelstuhl.

Am Morgen des fünften Tages sagt Timmy auf einmal laut und klar verständlich »Mami«. Ich bin wie gelähmt. »Mami ist hier, Timmy, Mami ist bei dir.« Er reagiert nicht, ich werde wahnsinnig. »Timmy, du hast mich gerufen, ich bin doch bei dir, bitte, bitte sprich doch mit mir.« Nichts!

Habe ich geträumt? Ich bin total verzweifelt. Schwester Susanne sieht mich an, ich bin doch noch nicht irre. Schließlich sagt sie: »Ich habe es auch gehört und ich werde es sagen, auch wenn man mich dann vielleicht für verrückt hält.«

Es war bis heute das letzte Mal, dass ich Timmy wirklich habe sprechen hören. Von diesem Zeitpunkt an teilten wir uns das Intensivpflegebett in der Nacht. Es reichte mir nicht mehr, nur seine Hand zu halten. Ich wollte seinen Körper spüren, ihm Wärme geben. Ich bewachte seinen trügerischen Schlaf, um auch nicht eine Regung zu verpassen. Mit jeder Faser meines Körpers und all meiner Liebe habe ich gehofft, er würde mir ein Zeichen geben, ein Zeichen, das meine Angst lindern könnte.

Stattdessen stellten sich nach einigen Tagen »hochpathologische Zeichen« ein, die darauf schließen ließen, dass in seinem wunderschönen Köpfchen doch etwas kaputtgegangen sein musste, und dies zumindest für ganz, ganz lange Zeit verhinderte, dass irgendetwas wieder so sein würde, wie es vorher war.

Ich habe fast zwei Wochen lang keine Träne vergossen. Obwohl ausgewachsene Männer wie mein Onkel von Weinkrämpfen geschüttelt an Timmys Bett hockten, stand ich unerschütterlich Tag für Tag und Nacht für Nacht nahezu emotionslos aufrecht. Als ich schließlich die Kontrolle verlor und unter hemmungslosem Schluchzen zusammenbrach, waren alle erleichtert. Die ganze Station lief zusammen. »Endlich, wir dachten schon, wir müssen Sie in eine Nervenklinik einweisen.«

Es tat mir gut, von so vielen Menschen gehalten zu werden, die mich liebevoll streichelten und sich um tröstende Worte bemühten – wohl wissend, dass mir nicht eine Silbe davon helfen konnte. Doch ihrer ehrlichen Anteilnahme und der aufopferungsvollen Betreuung werde ich mich immer in tiefer Dankbarkeit erinnern.

In den kommenden Tagen fängt Timmy an zu stöhnen, er schwitzt, sein kleiner Körper verkrampft sich, seine Gliedmaßen drehen sich in seltsame Richtungen und doch werden wir von der Intensivstation auf eine normale Pflegestation verlegt.

Ich fühle mich, als wären wir heimatlos geworden. Nie hätte ich mir vorstellen können, dass man sich die

Sicherheit einer Intensivstation zurückwünscht. Ich bestehe nur noch aus Angst.

Dr. Ibach erklärt meinem Mann und mir, dass die Klinik für Tim aus therapeutischer Sicht nichts mehr tun könne und er in eine andere Klinik verlegt werden müsse. Er gibt uns Zeit, darüber nachzudenken, aber wie sollen wir das entscheiden? Psychisch und physisch total überfordert, haben wir keine Ahnung, was für Timmy wichtig und richtig ist.

In der Zwischenzeit wird Timmys Bett auf der Intensivstation von einem anderen Jungen belegt, der ebenfalls ertrunken ist. Er stirbt. Ich nehme diese Nachricht einfach nur zur Kenntnis und erinnere mich nicht mehr, wie und ob ich überhaupt darauf reagiert habe.

Ich bin oft gefragt worden, wie ich Timmys Unfall verarbeitet habe. Die Antwort lautet: gar nicht! Die meisten Menschen denken dann, dass ich unbedingt psychologische Unterstützung bräuchte. Falsch. Denn wenn ich mich jetzt auf die Couch legen würde, stünde ich wahrscheinlich so schnell nicht mehr auf. Dafür wird Zeit sein, wenn Timmy wieder auf sich allein aufpassen kann und Kiras gesunde Entwicklung mir die Kraft gibt, mich fallen zu lassen.

Manchmal sehne ich mich allerdings danach, schwach sein zu können und sagen zu dürfen: »Das schaffe ich nicht, ich mag jetzt nicht mehr, rufen Sie doch lieber meine Mutter an.« Doch solchen kurzzeitigen Schwächephasen folgen längere Trotzphasen, frei nach dem Motto: Davon lasse ich mich nicht unterkriegen! Wir haben es bis hierher geschafft, dann geht's auch weiter!

Woher ich die Kraft nehme, werde ich ebenfalls gefragt. Offen gestanden, ich weiß es manchmal selbst nicht, jedenfalls nicht wirklich! Denn mein Leben gleicht seit dem Unfall eher einem dunklen Tal, geprägt vor allem von herben menschlichen Enttäuschungen, von dem Zusammenbruch meiner Ehe, von Geldsorgen … und jeden Tag ein bisschen schlimmer.

Timmy stellt mich auf eine harte Probe. Drei Schritte vor und fünf zurück, jeden kleinen Erfolg, auch den leisesten Anflug von Glück über Timmys Zustand habe ich mit unendlicher Verzweiflung bezahlt. Und doch dachte ich nie wirklich daran aufzugeben, einfachere Wege hätte es bestimmt gegeben.

Mein Sohn hat mir gezeigt, dass ich über viel mehr Kraft verfüge, als ich jemals angenommen hätte. Ich habe meine Stärke behalten, habe nicht aufgegeben. Obwohl viele Begebenheiten in der Zeit nach Timmys Unfall bestimmt ausgereicht hätten, mich aus dem Gleichgewicht zu bringen, war ich mir stets darüber im Klaren, dass meine Kinder mich beide brauchen.

Natürlich gab es auch Phasen, in denen ich die Valiumvorräte in unserem Haus zählte und mir sagte, dass sie wohl reichen würden. Ich schäme mich auch nicht zuzugeben, dass es Momente gab, in denen ich den Schmerz nicht mehr ertragen wollte, in denen ich einfach nichts mehr spüren wollte, frei sein wollte von dem, was mich in Brechkrämpfen schüttelte. Ja, manchmal habe ich wirklich gedacht, dass es genug ist, und bin an dem Gedanken »Was habe ich nur getan, dass ich das ertragen muss?« fast eingegangen. Schmerzlich habe ich lernen müssen, mit diesen depressiven Phasen umzugehen, doch niemals verliere ich das Ziel aus den Augen, das Ziel, das Timmys Gesundung heißt und noch vieler Anstrengungen bedarf.

Odyssee durch Kliniken

Bevor Timmy geboren wurde, haben wir uns zu einer Untersuchung entschlossen, die zeigen sollte, ob wir ein gesundes Kind bekommen. Eine enge Freundin hatte ein Jahr zuvor ein schwer krankes Kind zur Welt gebracht und mein Mann und ich wollten einfach sicher sein, dass uns so etwas nicht passiert. Über die Konsequenzen eines negativen Ergebnisses hatten wir uns allerdings nicht wirklich Gedanken gemacht. Doch ganz spontan und mit ungewohnter Einigkeit antworteten wir dem Arzt auf seine Frage, was wir in einem solchen Fall zu tun gedächten, dass wir uns nicht in der Lage fühlten, ein krankes Kind großzuziehen. Und auf einmal fragt uns keiner mehr.

Timmy war nicht bloß ein behütetes Kind, er wurde regelrecht bewacht. Unser Haus glich einer für Kinder gesicherten Festung. Und doch ist es geschehen, meine Schreckensvisionen waren grausame Wirklichkeit.

Nichts von unserem Wissen, von dem bisschen Lebenserfahrung, kein Ehrgeiz konnten etwas an Timmys Zustand ändern. Plötzlich mussten wir Entscheidungen treffen, von deren Tragweite wir keine Ahnung hatten, therapeutische Begriffe prasselten auf uns ein, die wir nicht einmal verstanden. Und warum bitte konnte uns denn niemand sagen, was wir tun sollten.

Dr. Ibach machte uns immer eindringlicher klar, dass es Zeit sei, Tim in eine Spezialklinik zu verlegen. Für mich ein schrecklicher Gedanke, denn ich fühlte mich in der Remscheider Kinderklinik zumindest sicher. Dr. Ibach war zu meinem Vertrauten geworden. Stundenlang sprachen wir über Tims Zustand. Selbst er, der erfahrene Mediziner, war verzweifelt darüber, wie sich die Dinge entwickelten.

Noch heute habe ich seinen Satz im Ohr: »Zu fünfundneunzig Prozent wird Ihr Sohn die Klinik wieder so verlassen, wie er in das Becken gefallen ist.« Er schien sich seiner Sache so sicher und schließlich waren es am Ende wohl doch die fünf Prozent, in denen wir eben nicht »drinstecken«!

Das Bild dieses Arztes wird mir immer vor Augen bleiben. Ich denke gerne an diesen Mann, dessen wache Augen mich gleichermaßen klug und Vertrauen erweckend anblickten und dabei von großer menschlicher Wärme zeugten. Dieser Arzt war in den Monaten nach Tims Unfall extrem wichtig für mich. Noch heute halte ich in Zeiten der Ratlosigkeit an seiner Aussage fest. Es muss etwas gegeben haben, das ihn glauben ließ, Timmy würde wieder gesund werden.

Dr. Ibach, diese Mischung aus sympathisch väterlichem Freund und zerstreutem Professor, wollte nun also dafür sorgen, dass Tim in ein anderes Krankenhaus verlegt würde. Jeden Tag konferierten wir in Tims Krankenzimmer, welches der nächste richtige Schritt für ihn sei. Reha-Klinik, Uniklinik, Bobath, Vojta, Sensorische Integration, Magensonde durch die

Bauchdecke – und ich hatte von all dem nicht den Hauch einer Ahnung.

Martin Schata, Tims Lebensretter, war als Allergologe nicht gerade ein Spezialist für Unfallopfer mit Hirnschädigungen. Mittlerweile beschäftigte er sich jedoch fast ausschließlich damit, Kollegen anzurufen und sich zu informieren, wo Timmy die bestmögliche Versorgung bekäme. Fast jeden Tag kam er zu uns in die Klinik. Tim war für ihn weit mehr geworden als das Kind seiner Freunde. Während der fast halbstündigen Wiederbelebungsphase hatte er Übermenschliches geleistet. Er hatte Timmy das Leben zum zweiten Mal geschenkt.

Timmys Großvater, mein Schwiegervater, das unumstrittene Oberhaupt der Familie, starb innerlich fast an seiner hilflosen Ohnmacht. Auch er kontaktierte pausenlos Menschen, von denen er dachte, sie könnten vielleicht helfen. Schließlich nahm uns der Zufall nach schier endlosen Gesprächen die Entscheidung ab, in welche Klinik mein Sohn verlegt werden sollte. Ein Freund meines Schwiegervaters war Vorsitzender des Kuratoriums einer großen neurologischen Kinderklinik in Westfalen. Dank seiner Beziehungen war wenigstens gewährleistet, dass Timmy dort nicht als ein x-beliebiger Patient eingeliefert werden würde.

Es fiel uns beiden schwer, Dr. Ibach und den anderen Helfern auf der Intensivstation Lebewohl zu sagen. Sie hatten uns Geborgenheit gegeben und die Sicherheit, dass in den Tagen nach dem Unfall immer jemand an meiner Seite war, wenn ich vor Sorgen und Angst fast einging.

Da Timmy nur bedingt transportfähig war, arrangierte Dr. Ibach einen Hubschrauber. Fast schweigend verbrachten wir den Flug. Auch ihm schien es wehzutun, seinen kleinen Patienten, den er mit so viel Fürsorge durch die ersten Nächte begleitet hatte, in fremde Hände geben zu müssen. Wir versicherten uns gegenseitig, in Kontakt zu bleiben. Ich hielt Timmys Hand und fühlte mich grenzenlos verloren.

Die folgenden Tage und Wochen in der neuen Klinik waren die Hölle. Timmys Zustand verschlechterte sich fast stündlich, er stöhnte, röchelte, wand sich, schwitzte, sein Herz schlug wie wahnsinnig. Wie hypnotisiert starrte ich tage- und nächtelang auf den Monitor, während ich mein Kind in den Armen hielt. In der Nacht teilten wir sein Bettchen miteinander. Timmys Pulsfrequenz stieg in utopische Höhen, manchmal dachte ich, sein kleines Herz würde aus der Brust springen. Auf Beruhigungsmittel reagierte er mit noch größerer Unruhe.

Mit Hilfe von Martin und der damit verbundenen Zusicherung, dass permanent ein Arzt in der Nähe sei, durften Timmy und ich nach zwei Monaten zum ersten Mal ein Wochenende zu Hause verbringen. Ich konnte es kaum erwarten, meine kleine Tochter, die sich in der Obhut meiner Mutter befand, für ein ganzes Wochenende bei mir zu haben. Ihre kurzen Besuche in der Klinik waren kein Ersatz, ich hatte solche Sehnsucht nach ihr. Ich wollte sie streicheln und in meinen Armen einschlafen lassen. In meinem tiefsten Inneren hoffte ich, dass eines Tages von Timmys Unglück nur das Gefühl zurückblieb, dass ich mein kleines Mädchen so lange hatte allein lassen müssen.

Von unserem nächsten Wochenendurlaub sind wir nie wieder in diese Klinik zurückgekehrt. Mit meinem heutigen Wissen war es beinah unverantwortlich, meinen Sohn nach Hause zu holen. Ohne Geräte, ohne jegliches Fachwissen, lediglich der unbeschreiblichen Sehnsucht nach Normalität folgend. Aber auch in der grenzenlosen Hoffnung, dass es ihm in seiner gewohnten Umgebung besser gehen würde. Manche Nacht haben wir nach Martin rufen müssen, wenn Timmy im verzweifelten Kampf gegen das, was in seinem Körper vor sich ging, schrie, weinte, von Krämpfen geschüttelt wurde und seine Temperatur auf über vierzig Grad anstieg. Wie oft war ich vor Angst um ihn wie gelähmt und wusste einfach nicht mehr weiter.

So fanden wir uns in regelmäßigen Abständen in verschiedenen Krankenhäusern wieder, in denen ich manches Mal erneut um Timmys Leben bangen musste, da man dort zumeist mit diesem Patienten überfordert war. Am Ende blieb immer die Erkenntnis, dass wir beide auf dieser Welt ziemlich allein und deshalb besser zu Hause aufgehoben waren. Die Angst blieb unser ständiger Begleiter. Auch der mit so viel Enthusiasmus und unendlicher Hoffnung auf die entscheidende Wende organisierte Aufenthalt in einer anthroposophischen Klinik brachte eher eine Verschlechterung in Tims Entwicklung mit sich, nachdem sich täglich bis zu fünf verschiedene Therapeuten an ihm versuchten. Das Einzige, was ihm half sich zu beruhigen, waren Körperkontakt, Schaukelbewegungen und leichtes Wippen mit den Beinen, während er auf meinem Schoß saß. Es wurde immer offensichtlicher, dass Timmys Zustand sich nicht in einem Krankenhaus verbessern würde. Nach zwei Monaten war ich in der Lage, ihm durch eine nasale Magensonde sowohl Flüssigkeit als auch Nahrung und Medikamente zu geben, ich hatte ihn mit einer Spritze tröpfchenweise zum Schlucken motivieren können und war bereit, alles zu tun, um ihm zu Hause jede nur erdenkliche Rehabilitationsmaßnahme zu ermöglichen.

In all den langen Wochen und Monaten unserer immer wiederkehrenden Klinikaufenthalte sind uns sehr viele Krankenschwestern, Pfleger und Therapeuten begegnet.

Im Nachhinein muss ich sagen, dass ich diejenigen, die mir nach unserer »Intensivzeit« in positiver Erinnerung geblieben sind, an einer Hand abzählen kann. Bis auf wenige Ausnahmen brachte kaum jemand Verständnis für die Sorgen, Ängste und die Verzweiflung einer Mutter auf. Allzu oft war ich nur ein Störenfried im routinemäßigen Krankenhausalltag. Durch mein Fragen, Nachhaken, Erinnern, Einfordern und Bitten schien ich für fast sämtliche Pflegekräfte zur Nervensäge zu verkommen. Dieses Gefühl hat mich lange begleitet.

Auch heute noch reagiere ich allergisch auf diesen genervten Gesichtsausdruck, die hochgezogenen Augenbrauen, das nasale Schnauben der permanent Überlasteten und der häufig arroganten Damen und Herren, die doch die Pflege und Betreuung kranker Menschen freiwillig zu ihrem Beruf wählten.

Aber es gab auch besondere Menschen. Menschen, die uns in schwersten Zeiten auf eine ganz besondere Art zur Seite standen, die mich weinend im Arm hielten und nach Tagen, Wochen und Monaten der Ruhelosigkeit zum Schlafen abkommandieren wollten. Menschen, die Trost spendeten, wohl wissend, dass es in solch einer Situation keinen Trost gibt. Menschen, die mir Mut machten, die wertvolle, ja manchmal entscheidende oder gar lebensrettende Ideen hatten. Menschen, die mir Ratschläge gaben und die Sorge um das Leben meines Sohnes aufrichtig teilten. Sie alle haben mit ihrer Fürsorge und ihrem bewundernswerten Einsatz einen erheblichen Beitrag geleistet, diese Zeit »überlebbar« zu machen. Diesen wenigen Menschen fühle ich mich sehr verbunden. Und ich hoffe von Herzen, dass Timmy sich eines Tages selbst bei ihnen bedanken kann.

In dieser Zeit der Ratlosigkeit lernte ich einen besonderen Arzt kennen: Dr. Michael Mandl, neurologischer Kinderarzt an der Düsseldorfer Universitätsklinik. Ihn hatte Timmy am Ende unserer unfreiwilligen Reise durch die Krankenhäuser zu seinem Leibarzt auserkoren. Noch heute bin ich für die »Wahl« meines Sohnes sehr dankbar, denn wir beide haben in Dr. Mandl so etwas wie einen Freund und verlässlichen Partner gefunden.

Diesem außergewöhnlichen Mann ist es zu verdanken, dass Timmy auch heute noch keine Angstreaktionen zeigt, wenn er zur ich weiß nicht wievielten Blutabnahme in die Klinik kommt. Dr. Mandl hat Timmy vom ersten Tag an, als er die furchtbare Diagnose »Status Epilepticus« stellte, wie einen kleinen Kumpel behandelt. Und auch mir war er in vielen schrecklichen Situationen ein wertvollerer Freund als viele, die mich mein Leben lang begleitet hatten. Nach Dr. Ibach war er der erste Arzt, zu dem ich wirklich Vertrauen entwickelte.

Gegen die Vorstellung, Timmy in eine Universitätsklinik zu bringen, empfand ich immer eine ausgeprägte Aversion. Aus Angst, man könne dort an ihm herumexperimentieren oder er würde von angehenden und wenig erfahrenen Medizinern behandelt. Aber dann erreichte man gerade in einer Uniklinik die ersten einschneidenden Verbesserungen für mein Kind. Nach der niederschmetternden Diagnose »epileptische Anfälle« und »hochpathologisches EEG« wussten die Ärzte zumindest, wo man therapeutisch ansetzen konnte. Timmy musste medikamentös eingestellt werden und ich hatte meinen alltäglichen Wortschatz um den schrecklichen Ausdruck Epilepsie zu erweitern.

Mittlerweile war es November geworden. Fünf Monate nach diesem sinnlosen Unfall schlief mein Sohn immer noch nicht. Er hatte keinen Tag-Nacht-Rhythmus mehr, kämpfte weiterhin unaufhörlich gegen unsichtbare Mächte und war nicht einmal mehr ein Schatten dessen, was einmal mein zauberhafter Lausejunge gewesen war.

Mehr als vier Kilo hatte er abgenommen, seine einstmals zum Anbeißen einladenden Oberschenkel hatten jede Form verloren, seine Muskulatur war nicht mehr vorhanden und sein Engelsgesicht war eine einzige schmerzverzerrte Maske. Insgesamt war er bis auf die Knochen abgemagert und die verzweifelten Versuche, so viele Kalorien wie möglich in ihn hineinzubugsieren, konnten lediglich verhindern, dass er noch mehr abnahm.

Zu dieser Zeit war ich vom Hass auf alle Ärzte zerfressen, die sich außer Dr. Mandl um Timmy herum bewegten. Denn sonst kümmerte sich niemand wirklich um meinen Sohn. Niemand konnte mir sagen, wie man das, was seinen kleinen ausgemergelten Körper quälte, lindern konnte. Und das Schlimmste war, dass sich keiner dafür zu interessieren schien, Timmys unmenschliches Leiden zu lindern. So kam es dann auch in Mandls Abwesenheit permanent zu verbalen Exzessen mit Medizinern, deren menschlichem und fachlichem Unverständnis ich bald nichts mehr entgegenzusetzen hatte. Bei einer der Chefarztvisiten, die üblicherweise einem Menschenauflauf glichen, platzte mir schließlich der Kragen. Sehr deutlich machte ich meinem Unmut über die Situation Luft. Ich war nicht länger gewillt zu akzeptieren, dass man mich, wenn ich nachts nach einem Arzt klingelte, bis zu einer Stunde warten ließ, um mich dann mit verständnisloser Miene zu fragen, was denn nun schon wieder sei und was ich denn meinen würde, was man wohl tun solle – und das alles, während ich ein völlig entkräftetes, krampfendes und schreiendes Etwas im Arm hielt, dessen Puls sich konstant bei zweihundertzwanzig eingependelt hatte.

Meine Mutmaßung, dass wir hier wohl nichts mehr zu suchen hätten und ich sicher wäre, eine ärztliche Versorgung meines Kindes sei nachts schneller zu gewährleisten, wenn ich zu Hause einen Notarztwagen riefe und Timmy dementsprechend als Notfall zurück in die Klinik käme, machte die Anwesenden tatsächlich betroffen.

Nach einigen Sekunden absoluter Stille vernahm ich die Stimme von Stationsschwester Hildegard. Als sie in sehr bestimmten Ton zu sprechen begann »Frau Kuhnert, jetzt hören Sie mir mal genau zu«, war ich bereits auf einen Frontalangriff gefasst. Fast unwirklich erschienen mir ihre Worte: »Alle Schwestern sind auf Ihrer Seite, der Zustand ist nicht mehr haltbar. Dieses Kind muss schlafen, es muss etwas passieren. Wenn das so weitergeht, wird sich nicht nur Timmys Zustand weiterhin verschlechtern, Sie werden es beide nicht überstehen.«

Bumm, das hatte gesessen. Man zog sich zurück. Völlig regungslos saß ich mit Timmy im Arm auf dem Krankenhausbett und empfand zum ersten Mal seit langer Zeit so etwas wie Erleichterung. Anscheinend gab es doch noch jemanden, der mich nicht bloß für eine hysterische Mutter hielt, die das Schicksal nicht akzeptieren wollte. Auf einmal war da jemand, der mich ernst nahm und der klar und deutlich aussprach, was mir auf dem Herzen lag.

Eine Stunde später teilte mir der Professor mit, dass man sich dafür entschieden habe, Tim ein neues Medikament zu geben, von dem man hoffte, dass es ihm zumindest nachts die so dringend notwendige Ruhe geben würde.

In dieser Nacht schlief Timmy nach fast einem halben Jahr zum ersten Mal wieder. Mit angsterfüllter Ungläubigkeit fühlte ich pausenlos seinen Puls, um mich davon zu überzeugen, dass er noch am Leben war. Die Tatsache, dass er wirklich schlief, erschien mir völlig abnorm. Irgendwann muss ich schließlich auf meinem Feldbett eingeschlafen sein, Timmys Hand in meiner.

Als ich nach Stunden völlig verwirrt aufwachte, dachte ich – einem Herzinfarkt nah – im ersten Moment, dass Tim tot sei. Und während mir die Tränen über das Gesicht liefen, sah ich mein geliebtes Kind friedlich daliegen, ruhig atmend und immer noch schlafend. Seine Gesichtszüge waren nicht mehr gar so verkrampft, er sah fast entspannt aus.

Während ich halb vor Erleichterung, halb vor Schreck weinend auf der Kante meines Bettes saß, wurde mir bewusst, dass ich einen unendlich schönen Traum gehabt hatte. Ich sah Tim laut lachend und unendlich glücklich im Wasser mit Delphinen schwimmend. Ein völlig gesundes Kind, mit klaren, klugen Augen und strotzend vor Lebensfreude. Doch damals hatte ich noch keine Ahnung, wie sehr dieser Traum mein Leben verändern sollte.

Freunde

Seit dem Tag, an dem mein Sohn verunglückte, ist unser Leben völlig aus den Fugen geraten. Nichts, was gestern wichtig schien, ist heute noch von Belang. Von jetzt auf gleich wurde unsere kleine Familie völlig orientierungslos.

Bis zu diesem verhängnisvollen Tag war unser Leben mit Aktivität ausgefüllt, aufregend, ereignisreich, zuweilen fast glamourös. Aufgrund unseres beruflichen Umfeldes und der über lange Jahre gewachsenen Freundschaften befanden mein Mann und ich uns in der glücklichen Lage, fast ausschließlich von illustren Menschen umgeben zu sein. Wir hatten, wenn wir denn zu Hause waren, immer Gäste und ich fühlte mich in der Rolle der perfekten Gastgeberin besonders wohl. Unsere Partys waren legendär, meine hausgemachten Frikadellen genossen Weltruhm, ein mehrgängiges Menü für mindestens zehn Personen bedeutete für mich mehr Spaß als Arbeit und das Lob der Anwesenden war steter Ansporn. Meine beiden Kinder hatte ich mit ebensolcher Hingabe wie Leichtigkeit geboren, als Mutter war ich ausgefüllt und angesichts dieser beiden Prachtexemplare auf dem Gipfel des weiblichen Glücks.

Ganz nebenbei hatte ich – mit der Genehmigung meines Arbeitgebers LTU – mit einem Schreibtisch und einer Schreibmaschine als Büroausstattung eine Agentur für Sportsponsoring aus dem Ärmel geschüttelt, als zweites berufliches Standbein, und genoss schnell fachliche Anerkennung.

In unserer Ehe kriselte es zuweilen. Bereits während der zweiten Schwangerschaft unternahm ich nach einer schrecklichen Auseinandersetzung, die »vermehrte Frühgeburtsbestrebungen und vorzeitige Wehen« zur Folge hatte, einen Trennungsversuch. Eigentlich wollte ich mich zu diesem Zeitpunkt nicht wirklich von meinem Mann trennen, ihn eher wachrütteln, ihm klarmachen, wie sehr ich ihn brauchte.

Damals stand ich ziemlich im Regen, fühlte mich allein gelassen und vermisste die romantischen Seiten einer glücklichen Schwangerschaft im Einklang mit meinem Partner. Geändert hatte sich nach diesem Intermezzo nichts. Ich handelte mir lediglich das Unverständnis unserer Familien ein und fand heraus, dass die Zeiten, in denen man werdenden Müttern mit Behutsamkeit und Feingefühl begegnete, wohl der Vergangenheit angehörten. Noch heute wünsche ich mir manchmal, noch eine Schwangerschaft mit einem Mann zu erleben, der »schwangerer« ist als ich, der sich Sorgen macht, mich auf Händen trägt, verwöhnt und mit der verzeihenden Miene des Wissenden die eine oder andere kleine Laune humorvoll erträgt.

Unsere Ehe war also bei Licht betrachtet nicht gerade unproblematisch. Doch trotz des täglichen Kleinkrieges war ich sicher, dass er der einzige Mann war, den ich jemals heiraten wollte. Ich liebte ihn. Tief und aufrichtig. Sein Körper hatte für mich nie seine Faszination verloren. War ich von ihm getrennt, schlief ich schlecht. Ich liebte seinen Geruch, seine Gesten, sein entwaffnendes Lächeln. Er war mein Mann und ich wünschte mir nichts sehnlicher, als dass ich auf unsere Auseinandersetzungen hätte anders reagieren können, wünschte mir Geduld, die ich nie besaß. Ich wünschte mir etwas mehr Diplomatie, die notwendig gewesen wäre, dieses ein Meter neunzig große Kind erwachsen werden zu lassen. Ich wünschte mir die Abgeklärtheit einer reifen Frau, die Gabe, hier und da einfach zu schweigen.

Von all dem hatte ich allerdings aus meiner Erfahrungsschule nicht viel mitgebracht und so holte ich bei unseren mittlerweile fast täglichen Streitereien mit herrlicher Regelmäßigkeit meinen Besen heraus, flog ein paar Mal um die Lampe und wunderte mich, dass bei meiner Landung nicht wieder alles gut war.

Denn gut war in unserer Ehe meines Erachtens schon lange nichts mehr. Egal worum ich meinen Mann bat, er vergaß es. Gab es etwas zu erledigen, dachte er nicht daran, es zu tun. Väter, die nachts ihre Babys beruhigen, gibt es wohl nur im Fernsehen. Mein Mann spielte mit seinen Kindern am liebsten vor Publikum. Es war schwer, unter diesen Umständen in den einschlägigen Magazinen über die neue Vätergeneration zu lesen. Dabei hatte mein Mann alle Voraussetzungen, um ein wirklich toller Vater zu sein. Er kannte keine Schwierigkeiten beim Windeln wechseln. Es war zauberhaft zu sehen, welche Gabe er besaß, mit den Kindern umzugehen, wenn er es denn tat. Und beide liebten ihn von Herzen. Timmy bekam vor Freude rote Bäckchen, wenn sein Vater nach Hause kam. Er unternahm alles, um seine Aufmerksamkeit zu erlangen, und Kira entwickelte für ihn bereits im zarten Alter von ein paar Wochen einen entzückenden Augenaufschlag. Es hätte alles perfekt sein können, hätte ich aufgehört, ihn ständig daran zu erinnern, dass Vater und Ehemann zu sein etwas mehr bedeutete, als das, was er in die Waagschale zu werfen bereit war. Vielleicht wäre ja doch noch alles gut geworden, wenn ich ein paar Jahre gewartet hätte in der Hoffnung, dass ihm seine Versäumnisse selbst klar würden.

Vor diesem Hintergrund bin ich noch heute froh, dass wir zusammen waren, als der Unfall geschah. Wäre nur der leiseste Verdacht aufgekommen, einer von uns könnte dem anderen die Schuld an dem Geschehenen anlasten, wir hätten uns mit tödlicher Sicherheit gegenseitig zerfleischt.

So trug an Timmys Unfall jeder und niemand die Schuld. Es war ein Kollektivunfall. Zweiundzwanzig Erwachsene und vier Kinder waren bei ihm, als er verschwand. Seine engsten Bezugspersonen befanden sich in seiner Nähe, sein Onkel, sein Großonkel, die beiden ungekrönten Stars in seinem Leben als Lausbub. Partner zum Toben, zum Scherzen, zum Blödsinn machen, alle unsere engsten Freunde, die Familie und besonders seine über alles geliebte Oma, in deren Anwesenheit alle weiteren Personen völlig unwichtig wurden. Neben meiner Mutter hatte er auch gestanden, bevor er auf einmal nicht mehr da war. Es können nur Sekunden vergangen sein, bis man sein Verschwinden bemerkte.

Alle, die bei Kiras Taufe waren, haben sicher noch heute mit dem, was geschehen ist, zu kämpfen. In den

Tagen nach dem Unfall trafen sie sich fast täglich, nur um nicht allein zu sein, um zu reden, über den Hergang zu spekulieren und somit gemeinsam das grausam Erlebte zu verarbeiten.

Als sich der Schock über die Tragödie langsam zu vernebeln begann, das Wunder ausblieb, waren wir auf einmal recht allein. Für uns ging die Tragödie weiter. Ich war sicher, dass dieses Unglück meinen Mann und mich wieder fester zusammenschweißen würde, versuchte es als Zeichen zu deuten, dass wir gemeinsam unseren Lebensweg gehen sollten. Um so mehr litt ich darunter zu spüren, dass mein Mann offensichtlich niemals das Gleiche fühlte wie ich.

Er verspürte nicht den Drang, Timmy und mich außerhalb der vereinbarten Zeiten im Krankenhaus zu besuchen, er kam nicht auf die Idee, unsere kleine Tochter ins Auto zu setzen, damit ich sie für ein paar Stunden sehen konnte. Wenn er einmal eine längere Wache bei Timmy übernahm, machte er mir Vorwürfe, wenn ich ein wenig zu spät kam, weil ich im Verkehr stecken geblieben war. Unsere Auseinandersetzungen wurden heftiger, ich begriff einfach nicht, warum er den Zugang, den er doch offensichtlich zu seinem Sohn hatte, nicht intensiver nutzte.

Die Verzweiflung über Timmys Zustand war kaum zu ertragen und ich fing an, meinen Mann dafür zu verdammen, dass er in meinen Augen so elendig versagte. Sehnlichst hätte ich mir gewünscht, zusammen mit ihm zu weinen und den Schmerz teilen zu können, um so vielleicht die Stärke zurückzugewinnen, die wir so dringend brauchten, um das Ganze zu überstehen.

In unserem Freundeskreis passierten eigenartige Dinge. Freunde, von denen ich stets angenommen hatte, sie würden, egal was immer geschieht, an meiner Seite stehen, hatten nicht die Kraft, uns zu begleiten. Andere, die ich eher als oberflächlich eingestuft hatte, zeigten in der ersten Zeit eine nie geahnte Gabe, mir Mut zu machen.

Abgesehen von uns nahmen natürlich irgendwann alle ihr normales Leben wieder auf. Ich nahm diese Entwicklung einfach nur zur Kenntnis, konnte nichts dagegen und nichts dafür tun, befand mich in einem absoluten Vakuum. Sicher war ich in dieser Zeit kein einfacher Gesprächspartner. Mit großem Unverständnis und fast ebensolcher Gleichgültigkeit reagierte ich auf Sprüche wie: »Man weiß ja auch nicht, wie man dir helfen soll.«

Natürlich war es schwer, an mich ranzukommen, doch musste ich mich dafür rechtfertigen? Mich kotzte irgendwann die phlegmatische Haltung einiger Menschen an, es wurde zu offensichtlich, dass ich mich in der Charaktereinschätzung vieler Freunde schlichtweg vertan hatte, in ihnen Eigenschaften gesehen hatte, über die sie wohl schlicht und ergreifend nicht verfügten. Und auf die Belehrungen, selbst aus dem eigenen Familienkreis, dass ich keinem Einzelschicksal erlegen sei, konnte ich beim besten Willen pfeifen.

Ich denke, dass mancher Freund aus alten Zeiten sich noch heute für sein Verhalten in Grund und Boden schämen sollte. Das Erstaunliche in der Rückblende ist, dass an die Stelle der alten Freunde gerade in dieser schweren Zeit neue traten. Dass auf einem Gruppenfoto mit meinen heutigen Freunden die alten, mit denen mich ein halbes Leben verband, nur noch sehr vereinzelt zu sehen wären. Dass ich mit Menschen, die ich zum Zeitpunkt von Timmys Unglück vielleicht kaum oder noch gar nicht kannte, derart stark verbunden bin, als hätten sie immer zu meinem Leben gehört. Diese Menschen sind aus Überzeugung an meiner Seite, um Durchhalteparolen auszugeben, echte Hilfe zu leisten, zu kritisieren, wenn es nötig ist, zu trösten und mich davor zu bewahren, aufzugeben. Zum ersten Mal in meinem Leben bin ich sicher, dass ich mich auf Freunde absolut verlassen kann, sie sind für mich wie die Bank von England.

Allen voran steht Michael. Wir waren Geschäftsfreunde und hatten am Wochenende vor Kiras Taufe unser erstes größeres gemeinsames Projekt verwirklicht. Er ist ein Vollprofi und ungewöhnlicher Ehrenmann, mit dem ich nach alter Sitte jedes Geschäft per Handschlag besiegelt hätte. Ein gemeinsamer Freund aus Kindertagen, den ich bei einem neuen Projekt um Rat fragte, hatte uns zusammengebracht. Als ich anmerkte, besagten Herrn L. nicht zu kennen, stutzte mich dieser alte Fuchs gehörig zurecht. »Du willst in dieser Branche Geschäfte machen und kennst Herrn L. nicht?« Also arrangierte dieser gemeinsame Freund ein Treffen mit dem so wichtigen Herrn L.

Wir waren uns gleich sympathisch, sprachen in beruflicher Hinsicht die gleiche Sprache und hatten gleiche Ansichten über die Realisierung angedachter Projekte. Es war für mich herrlich, einen so großartigen Partner gefunden zu haben.

Ich habe die Branche, in der ich mit meiner Agentur arbeitete, nie sehr geschätzt, obwohl ich die eigentliche Arbeit genoss und neue Aufgaben immer als reizvolle Herausforderung betrachtete. Es machte mir hier und da sogar großen Spaß in diesem intriganten Haufen mitzumischen, obwohl viele der mir bekannten und dort tätigen Akteure Worte wie Ehrlichkeit, Offenheit, Loyalität und Ehre wahrscheinlich nicht einmal zu buchstabieren imstande waren. Aber Michael war eine Ausnahmeerscheinung in diesem Geschäft.

Als ich mich nun mit meinem im Koma liegenden Sohn auf der Intensivstation des Remscheider Krankenhauses wieder fand, musste ich anfangen, mein Klinikleben zu organisieren. Zu dieser Zeit war ich davon überzeugt, dass meinem Mann die Rückkehr in den Berufsalltag helfen würde, seinen Platz in diesem tragischen Schauspiel zu finden. Ich verbrachte ohnehin die meiste Zeit bei Timmy und es machte mich eher nervös, mit meinem Mann zu argumentieren, wer denn nun wann was zu tun hätte.

Nachdem er unseren Sohn in der einzigen Nacht, in der er bei ihm bleiben sollte, mit den Worten »Wo sollte ich denn pennen?«, in der Obhut der Nachtschwester zurückgelassen hatte, war der Punkt erreicht, wo ich ihm die Fähigkeit absprach, im Interesse meines Kindes zu handeln. Als er dann an einem Sonntagnachmittag Timmy angsterfüllt erneut allein ließ, um sich in dem von uns angemieteten Zimmer im Schwesternheim ein Formel-1-Rennen anzusehen, legte ich auf seine Anwesenheit keinen Wert mehr und blieb fortan am liebsten allein. Um den Kontakt zur Außenwelt, meiner Familie und meiner Tochter aufrecht erhalten zu können, brauchte ich deshalb zunächst ein Telefon.

Bestimmt hätte es näher liegendere Möglichkeiten gegeben, auf die Schnelle an ein Handy zu kommen, aber ich rief spontan Michael an, erklärte ihm, was passiert war, und bat ihn, mir möglichst schnell ein Leihgerät zu schicken, da ich keine Möglichkeit sah, mich selbst darum zu kümmern. Er war über das, was geschehen war, bestürzt und versprach, sofort alles Nötige in die Wege zu leiten. Um Mitternacht desselben Tages erschien er mit seiner Freundin in der Klinik, als ob es das Selbstverständlichste der Welt wäre, mal eben kilometerweit zu fahren, um einem Geschäftspartner einen Gefallen zu tun. Diese Geste hat mich damals tief berührt.

In der darauf folgenden Zeit vergaß mein treuer Freund nie, sich mindestens zweimal in der Woche nach Timmys Zustand zu erkundigen. Diese Telefonate waren Balsam für meine geschundene Seele und während ich bei den Gesprächen mein halb totes Kind im Arm wiegte, schaffte es Michael, den ich immer noch siezte, einen kleinen Lichtstreif für uns beide an den Horizont zu zaubern. Wir wurden eine eingeschworene Telefongemeinschaft.

Bald war Michael zum wichtigsten Anker meines Schiffes geworden, das sich permanent in kaum zu bewältigenden Stürmen befand. Er war immer da, wenn ich ihn brauchte, egal ob ich ihn bat, etwas Geschäftliches für mich zu übernehmen oder sich um mein kaputtes Auto zu kümmern. Mein Mann und er wurden gute Freunde, zumal sie die Leidenschaft für Autos teilten. Und so war ich froh, dass die beiden sich so gut verstanden, hoffte ich doch immer, dass ein wenig von Michaels feinem und sensiblem Geist auf meinen Mann übersprang.

Michael erkannte hinter meinen überspielenden Gesten und meinem Trotz gegen das Schicksal die Verzweiflung. Er fragte nie: »Wie geht es dir?« Er wusste einfach, dass sich diese Frage erübrigte. Die unendliche Zärtlichkeit, mit der er Timmy betrachtete, machte mich betroffen, er litt mit mir unter dem Zustand meines kleinen Lieblings. Er spürte, wann er gefordert war oder wann es Zeit war, sich zurückzuziehen. Ganz unbemerkt und nie Beifall heischend war er da, wenn ich am allermeisten einen Freund brauchte. Er lehrte mich, wieder zu weinen und diese Erleichterung in eisernen Willen umzusetzen, er hörte zu, wenn ich reden wollte, er lenkte mich ab, wenn ich in tiefer Verzweiflung nicht mehr leben wollte, und schwieg, wenn es nichts zu bereden gab. Aber er war immer für Timmy, Kira und mich da. Ohne ihn gäbe es heute keine Geschichte zu erzählen, kein Buch zu schreiben, keine Organisation, die *dolphin aid* heißt. Denn er war es, der mich davor bewahrt hat, aufzugeben und dem Drang nachzugeben, dieses Leben für Timmy und mich zu beenden.

Therapie – was ist das?

Bis zum Unfall meines Sohnes war für mich ein Mensch, der eine Therapie machte, entweder psychisch krank oder drogenabhängig. Und plötzlich mussten wir uns von einem Tag auf den anderen mit den verschiedensten Therapieformen auseinander setzen, von denen wir zuvor noch nie gehört hatten.

Damals begann etwas, das ich auch heute noch als eine der schwierigsten Aufgaben auf dem Weg zu Timmys Gesundung ansehe: die Entscheidung für ihn zu treffen, welche Therapiemaßnahme für ihn richtig, wichtig, zeitgerecht und alles in allem förderlich war. Vergeblich wartet man darauf, dass einem irgendjemand sagt, bei welchem Kind und bei welcher Erkrankung welche Formen der Therapie wirklich effektiv wirkten. Und so begann für mich bereits auf der Intensivstation in Remscheid die manchmal ausweglos erscheinende Suche nach dem Weg, der meinen Sohn in ein menschenwürdiges Leben zurückführen würde.

Die erste ärztlich angeordnete Therapie bei Timmy war die so genannte Vojta-Methode. Fachleute streiten sich über den Nutzen dieser Rehabilitationsmaßnahme. Als Mutter hatte ich von Anfang an eine ausgeprägte Aversion dagegen, denn Timmy wand sich dabei vor Schmerzen.

Bis zum Zeitpunkt seines Unfalls war mein Sohn ein lachendes und strahlendes Kind. Hatte er sich einmal wehgetan, konnte ich ihn schnell trösten, indem ich für ihn den Clown spielte, der kleine Verletzungen einfach wegküsste. Er kannte kein Leid, keine Zwänge, keinen Schmerz.

Wie furchtbar muss es für ihn gewesen sein, die ersten Empfindungen in seinem neuen schrecklichen Dasein als Schmerz zu spüren und mich daneben stehen zu sehen, als die, die es zuließ, dass ihm wehgetan wurde. Bis dahin war es für mich undenkbar, dass in meinem Beisein einem meiner Kinder Schmerz zugefügt würde und jetzt sollte genau das helfen? Ich hätte große Lust gehabt, den Therapeuten anzuschreien: »Verschwinden Sie, Sie sind wohl irre, hören Sie auf, meinem Kind wehzutun.« Aber zu diesem Zeitpunkt war ich dazu noch nicht in der Lage. Ich befand mich in einem lethargischen Zustand, von der Hoffnung getragen, dass die Menschen, die sich um mein entrücktes Kind kümmerten, über die mir fehlende Erfahrung verfügten und wussten, was für ihn gut war.

Der erste wirklich positive und wohl auch wichtigste Anstoß auf meiner Suche nach dem richtigen Weg war ein mit so viel Liebe geschriebenes Buch, für das ich dem Autor, Wolfgang Lechner, von Herzen dankbar bin. In »Lach mal wieder, kleiner Raffael« erzählt er den Werdegang seines Sohnes nach dessen Ertrinkungsunfall. Er schreibt darin über die außergewöhnliche Behandlung der Therapeutin Meike Weitemeier, die er auch namentlich erwähnte und mir damit ermöglichte, Kontakt mit ihr aufzunehmen.

Monatelang kannte ich von Frau Weitemeier nur ihre angenehme Telefonstimme. Und doch war sie, ohne Timmy lange Zeit überhaupt gesehen zu haben, die Wegbereiterin aller folgenden Aktivitäten.

Bei unserem ersten Telefongespräch erfuhr ich, dass sie bald sechzig Jahre alt wurde. Kaum zu glauben, ihre Stimme strotzte nur so vor Aktivität, Engagement und Elan, so dass sie ebenso gut erst fünfundzwanzig hätte sein können. Sie verfügte über sehr viel Erfahrung und mit großer Ehrfurcht möchte ich sie als die »grande dame« unter den deutschen Physiotherapeuten bezeichnen.

Geduldig hörte sie sich Timmys tragische Geschichte an und hakte an den entscheidenden Stellen gezielt nach. Trotz ihrer fast vierzigjährigen Erfahrung war sie ehrlich bestürzt und ihr Mitgefühl tat mir richtig gut. Als ich ihr sagte, welche Therapie bei Timmy gerade angewandt wurde, rief sie sofort »um Gottes willen«. Dankbar für die professionelle Rückendeckung bereitete ich der Vojta-Tortur ruhigen Gewissens ein Ende.

»Bringen Sie dieses Kind zum Schlucken«, sagte sie. »Sie haben nichts anderes zu tun, als zu versuchen, ihm das Schlucken wieder beizubringen. Sondieren Sie ihn so wenig wie möglich, fangen Sie tröpfchenweise mit einer Spritze an. Das Kind muss schlucken. Ein Kind, das nicht schluckt, kann nie wieder sprechen lernen. Wer keine Kontrolle über seinen Mund hat, der kann kein Gleichgewicht halten. Widerstehen Sie den Ärzten, die Ihnen raten werden, ihm eine

PEG, eine Magensonde, durch die Bauchdecke zu legen, dann wird er kein Hungergefühl mehr entwickeln können. Tun Sie es nicht. Es wird für Sie ein kräftezehrender Weg, Sie werden auch aufgeben wollen. Aber behalten Sie die Kraft und fangen Sie gleich an. Hören Sie, Frau Kuhnert, Timmy muss schlucken.« Eindringlicher hätte kein Appell, kein Ratschlag sein können. Fast war ich glücklich, nun endlich eine klar umrissene Aufgabe, eine Richtung, ein Ziel zu haben.

Mit ungeahnter Kraftanstrengung brachte ich Timmy dazu, wieder mit dem Schlucken anzufangen. Nachts sondierte ich zwar kalorienreiche Nahrung, damit er sein Gewicht hielt, aber am Tag verbrachten wir beide die meiste Zeit damit, uns mit dem wohlschmeckenden Inhalt diverser Spritzen auseinander zu setzen. Nach etwa vier Monaten anstrengendstem Training gelang es Timmy, ganz langsam winzige Essensmengen vom Löffel zu nehmen. Im Entlassungsbericht einer der vielen Kliniken, in denen Timmy behandelt wurde, steht übrigens unter »Erfolge« verbucht: »... konnten wir erfreulicherweise dem Patienten das Essen mit dem Löffel beibringen.« So hätte ich das sicher nicht ausgedrückt.

Ende 1994 war Timmy endlich so weit, dass wir es wagen konnten, mit ihm nach Hamburg zu Frau Weitemeier zu fahren. Ihre schlanke und jugendliche Erscheinung bestätigte den Eindruck, den ich von ihr am Telefon hatte. Mit unendlicher Geduld und einer bewundernswerten Bereitschaft, sich ganz auf Timmy einzulassen, begann sie ihre Arbeit.

Mein Sohn glich immer noch einem steifen Brett, sobald er sich außerhalb meiner Arme befand. Sein

Blick war nicht von dieser Welt, zugleich irre und voller Schmerz, seine Augen dennoch unendlich leer. Seine Glieder hatten angefangen sich zu verdrehen. Er zog seinen Kopf derart brutal in den Nacken und bohrte ihn in jeden Untergrund, dass er selbst von der wenigen Zeit, die er im Liegen verbrachte, eine kreisrunde Tonsur auf dem Hinterkopf bekam. Die umliegenden Haare begannen zu verfilzen. Sein Brustkorb war extrem vorgewölbt und sein Rücken in einer erschreckend ausgeprägten Hohlstellung. Von einem höchstens zweiminütigen Kampf mit dem Bettlaken hatte er bereits wunde Stellen an den Ellenbogen. Sein Zustand war erbärmlich und deshalb konnte ich mich nicht wirklich freuen, als er endlich wieder schluckte. Zu stark blieben die unsichtbaren Mächte, die Timmys geliebten Körper für ihr scheußliches Spiel missbrauchten. Wie oft dachte ich damals: Wenn das Leben heißt, dann wollen wir es beide nicht. Du nicht und ich nicht. Ich ertappte mich in Momenten tiefster Verzweiflung dabei, diesem Leid für uns beide ein Ende bereiten zu wollen, und schämte mich in derselben Sekunde unendlich für diese Gedanken.

Doch nach und nach lernte ich die Bedeutung von Hoffnung schätzen. Timmy war am Leben, er war da und ich wurde mir immer mehr darüber im Klaren, dass ich bereits seit Monaten sein Grab hätte pflegen können, dass er nach seinem Tod nicht hätte in dieses Leben zurückkommen müssen.

Ich hatte die Herausforderung angenommen, das Schicksal akzeptiert, mich aber nicht damit abgefunden. Ich nahm es nicht als Strafe an, was das Leben mir zur Aufgabe gemacht hatte, sondern wollte für Timmy die Mutter sein, die sein Schicksal so nicht besiegeln würde. Und die als Mutter hoffentlich auch dazu in der Lage blieb, ihrer kleinen Tochter ein schöne, wenn auch nicht problemlose Kindheit zu ermöglichen, in der sie sich ihren Platz gegen das Schicksal ihres Bruders nicht erkämpfen musste, sondern im Bewusstsein meiner Liebe zu ihr als eigenständige Persönlichkeit heranwachsen konnte.

Im Behandlungszimmer von Frau Weitemeier, in einer feudalen Villa eines noblen Hamburger Stadtteils, robbte nun Kira umher, die uns fortan auf jeder Therapiereise begleitete. Sie war ganz angetan von den aufregenden Spielmöglichkeiten, die sich ihr boten, während Frau Weitemeier Timmy mit Unmengen von Öl, Nivea-Creme und Wasser behandelte.

Sie bot mir mehrfach an, mich in einem Nebenraum auszuruhen, aber keine zehn Pferde hätten mich dort weggebracht. Zwischendurch rief sie immer wieder: »Jetzt hab ich ihn«, was hieß, dass sie endlich Zugang zu seiner verschlossenen Welt gefunden hatte und er begann, auf ihre Anstrengungen zu reagieren.

Durch Frau Weitemeier lernte ich therapeutische Heilmethoden wie Bobath, Sensorische Integration, Feldenkrais und das craniosacrale System kennen. Sie war in all diesen Therapien entweder ausgebildet oder sogar Lehrtherapeutin. Ich fand in ihr den richtigen Ratgeber bei der Planung zusätzlicher Heilverfahren. Sie bestärkte mich stets, nach Ergänzungen und Alternativen zu suchen – immer mit der klaren Aussage, dass man alles versuchen müsse und am Ende der Recht behielte, der heile, und dass man für bestimmte

Formen der Rehabilitation nur den Zeitpunkt richtig zu wählen brauche.

Für Timmy war die Begegnung mit Frau Weitemeier nach seinem Unfall das größte Geschenk und bald pendelten wir in regelmäßigen Abständen zwischen Düsseldorf und Hamburg.

Bereits acht Wochen nach Tims Unfall hatte ein Arzt einen Aufenthalt in einer norddeutschen Reha-Klinik organisiert. Frau Weitemeier erklärte mir nun, dass Tim besser zu Hause aufgehoben sei, dass er in seine gewohnte Umgebung gehöre und letztendlich keine Reha-Klinik der Welt meinen Ansprüchen an Tims Versorgung gerecht werden könne.

Sie war sicher, dass es mir gelänge, die bestmöglichen Therapeuten für ihn zusammenzubringen und dass ihm die nassen Küsse seiner kleinen Schwester weit mehr helfen würden, als die nüchterne Umgebung einer noch so kindgerecht ausgestatteten Klinik. »Sie müssen wieder eine Familie werden und deshalb helfe ich Ihnen auch gerne nach Kräften bei der Suche nach geeigneten Therapeuten in Ihrer Umgebung.« Tims neue Hamburger Freundin besuchte uns an vielen Wochenenden, um ihn zu behandeln und den Neuen an Bord Anregungen und Hilfestellung zu geben.

Zu diesen neuen Therapeuten gehörte Barbara Schweitzer. Sie kam am zweiten Tag unseres Aufenthaltes in der Düsseldorfer Uniklinik mit einem aufmunternden Lächeln in Tims Zimmer, stellte sich vor, nahm sich viel Zeit zu hören, was er an Therapien schon so alles hinter sich gebracht hatte, und sagte mit einer liebenswürdigen Bescheidenheit, dass sie gerne versuchen würde, ihm zu helfen. Natürlich würde es ein wenig Zeit brauchen, bis sie sich mit Tim angefreundet und er Vertrauen zu ihr gefasst hätte. Unter all den anderen Kliniktherapeuten, die uns begegnet waren, blieb sie eine Ausnahmeerscheinung. Sie war mit einem ansteckenden frischen Lächeln gesegnet, das niemals oberflächlich wirkte, und zudem äußerst hübsch. Ihre anfängliche Unsicherheit bei den Begegnungen mit Timmy, die sie später eingestand, war für mich zu keiner Zeit spürbar. Wenn ich auch nicht glaubte, dass ihre Therapie zu bahnbrechenden Erfolgen führte, hatte ich dennoch das Gefühl, dass sie für Timmy zu einem professionellen Spielkameraden wurde und ihm etwas sehr Wichtiges bescherte, nämlich Spaß. Und der war in seinem Leben rar geworden. Kameradschaftlich schickte sie mich zu der einen oder anderen Zigarettenpause vor die Tür oder gab mir die Möglichkeit, in Ruhe unter die Dusche zu gehen – immer mit dem beruhigenden Gefühl, dass Timmy in ihrer Obhut zumindest nicht blau angelaufen war, wenn ich zurückkam.

Wie die anderen an Timmys Rehabilitation beteiligten Therapeuten behandelte auch sie nach der Bobath-Methode, einer ganzheitlichen Therapie, in der die Stärken der kranken Kinder gefördert und genutzt werden, um ihre Defizite zu kompensieren. Sie hatte sich mit allen Kollegen telefonisch in Verbindung gesetzt und sich auf diese Weise notwendige Anregungen geholt. Von Tag zu Tag entwickelte sie mehr Mut zu Experimenten und war letztlich auch diejenige, die unter Beweis stellte, dass ich mich in der mütterlichen Beurteilung von Timmys Zustand nicht geirrt hatte.

Immer war ich felsenfest davon überzeugt gewesen, dass Timmy in einem Körper gefangen war, der ihm nicht gehorchte, und seine krampfenden Bewegungen nur seine Verzweiflung zum Ausdruck brachten, dass ihm die Möglichkeit, sich verständlich zu machen, genommen war.

Wieder und wieder hatten Ärzte versucht, mir anhand der Kernspintomographien von Timmys Kopf begreiflich zu machen, dass er eigentlich gar nicht wissen konnte, dass ich seine Mutter war. Als sei Tims Gehirn eine Wüste – öde und leer. Wahrscheinlich dachten manche von ihnen, als sie merkten, wie wenig ich ihnen zuhörte, ich sei völlig durchgedreht angesichts meiner Kommentare zu ihren Ausführungen. Für mich blieb es unumstößlich, dass Timmy sich in einem Raum irgendwo zwischen den Welten befand und er eines Tages zeigen würde, dass er – egal ob seine Hirnmasse nun durch den Sauerstoffmangel abgenommen hatte oder nicht – über genügend Ressourcen verfügte, um diese defekte Maschine wieder in Gang zu setzen.

Eines Tages also kniete die noch recht unerfahrene Barbara Schweitzer auf dem Boden und wiederholte fast flehentlich immer wieder die gleichen Worte, während Timmy bäuchlings auf einem Gymnastikball lag. »Heb dein Köpfchen, Timmy, heb dein Köpfchen, du kannst das, Timmy, heb dein Köpfchen.«

Ganz zaghaft, kaum wahrnehmbar, hob er den Kopf. Es waren nur wenige Zentimeter. Ich schluchzte so laut, dass das angestrengte Stöhnen meines Sohnes davon übertönt wurde. Und für Sekunden hob er den Kopf noch höher. In unendlicher Anstrengung hatte er endlich einen Weg gefunden zu beweisen, dass er alles verstand. Völlig ermattet ließ er sein müdes Köpfchen auf den Ball fallen. Mir liefen die Tränen über das Gesicht. Nun kniete auch ich auf der Gymnastikmatte und bettelte, obwohl ich vor lauter Weinen kaum sprechen konnte: »Einmal für Mami, Timmy, heb den Kopf einmal für Mami.« Nichts. Ich bat ihn bestimmt zehnmal. Es verging eine ganze Weile, bis er wieder die Kraft für einen neuen Versuch fand. Aber er schaffte es noch einmal und noch einmal. Ich telefonierte mit meiner Mutter, meinem Mann, meinen Schwiegereltern, um ihnen zu erzählen, was sich ereignet hatte. Alle waren überglücklich und gemeinsam sahen wir nun einen Lichtstreif am Horizont.

Barbara Schweitzer versprach, die Sensationsmeldung auf der Station zu verbreiten. Und so brachte sie zuerst den fast ungläubigen Dr. Mandl und dann im Rahmen einer Chefarztvisite sogar den Klinikchef dazu, vor Timmy auf die Knie zu gehen und um dieses Zeichen zu bitten. Timmy blamierte Barbara Schweitzer nicht und bewies damit nicht nur, dass er tatsächlich »noch da war«, sondern auch, dass sie, Erfahrung hin oder her, ein außergewöhnliches therapeutisches Talent besaß.

Ärzte, Heiler und Scharlatane

Wenn ich über die Vergangenheit nachdenke, dann scheint mir die Geburt meiner beiden Kinder wesentlich näher zu liegen als Timmys Unfall und die schreckliche Zeit danach. Dieser Selbstschutzmechanismus ist ein Geschenk. Wahrscheinlich könnte kein Mensch derartige Schicksalsschläge ohne diese natürliche Form der Schmerzverdrängung verkraften. Die furchtbaren Bilder sind natürlich nicht aus meinem Gedächtnis gelöscht; sie holen mich immer wieder ein, auch wenn ich sie noch so sehr vergessen möchte. Doch verblassen sie mit der Zeit zumindest im täglichen Leben und es entsteht trotz des tiefen Schmerzes Raum für positive Erlebnisse.

Im Laufe der Zeit habe ich mir für die Behandlung meines Sohnes eine eigene Philosophie zurechtgelegt: Alles, was ihn nicht verletzt oder ihm wehtut, könnte theoretisch von Nutzen sein und ihm helfen, wieder ein glückliches Kind zu werden. Wenn wir es nicht versuchen, können wir auch nicht wissen, was hilft oder vielleicht geholfen hätte. So haben wir auf der Suche nach der herbeigesehnten Erlösung oft auch seltsame Wege beschritten.

Wenn ich zurückdenke, folgte ich in allen Entscheidungen, so pathetisch das auch klingen mag, einer inneren Stimme. Ich habe eine derart starke Bindung zu meinem Sohn, dass ich fühle, wann er mir das Zeichen gibt, eine Behandlung zu beenden oder einen neuen Weg einzuschlagen.

Bis heute haben wir gemeinsam so mache Irrfahrt durchlebt und manche nutzlose, dafür umso kostspieligere Reise unternommen. Wir haben Heiler aufgesucht, die sich lediglich selbst als solche bezeichneten, waren bei jedem noch so kleinen Hoffnungsschimmer zum sofortigen Abmarsch in Richtung Besserung bereit. Und ich bin froh darüber, dass wir es so gemacht haben. Auch wenn die eine oder andere Exkursion lediglich dazu angetan war, meine Nerven noch mehr zu strapazieren, brauche ich mir nicht den Vorwurf zu machen, vielleicht eine viel versprechende Chance auf Heilung ausgelassen zu haben.

Irgendwann rief meine Tante an, die auf Mallorca lebt. Sie hatte mit einem meiner liebsten Freunde, dem Klostervorsteher von Randa, über Tim gesprochen. Er kannte eine mallorquinische Ärztin, die bei Hirngeschädigten große Erfolge mit Akupunktur erzielte. Sie habe bei einem römischen Professor, einem Spezialisten für Akupunktur, gelernt und wollte gerne mit ihrem Lehrer nach Deutschland kommen, um Tim zu behandeln. Beide seien sicher, dass sie Timmy helfen könnten.

Euphorisch und dankbar nahm ich dieses viel versprechende Hilfsangebot an und war gerührt, dass meine Tante bereits alles für die Reise der beiden Ärzte in die Wege geleitet hatte. Nach zweitägiger Beobachtung bei uns zu Hause beschwor uns der Professor, mit Tim für mindestens drei Wochen nach Rom zu kommen, damit er ihn kontinuierlich behandeln könne. Tim sei nicht das erste Kind, das er mit seiner Behandlungsmethode aus dem Koma geholt hätte, aber es sei von absoluter Wichtigkeit, ihn über einen gewissen Zeitraum unter ständiger Beobachtung zu behalten. Er versicherte, dass Tim innerhalb von sechs Monaten wieder völlig gesund wäre. Wer hätte in unserer Situation bei diesen Versprechungen nicht umgehend die Koffer gepackt?

Wenn ich über die Umstände dieser Reise nachdenke, wird mir immer noch übel, und ich muss gestehen, Timmy unter fast unverantwortlichen Bedingungen nach Rom gebracht zu haben. Eigentlich war er in seinem damaligen Zustand gar nicht wirklich transportfähig. Die ganze Geschichte wurde zu einer Tortur unbeschreiblichen Ausmaßes, die alle Beteiligten an die Grenze ihre Belastbarkeit brachte. Mit meiner Schwiegermutter, die zu meiner Unterstützung mitgereist war, bewohnten wir ein großzügiges Zimmer in einem römischen Hotel. Tim wurde täglich von dem Professor behandelt. Dazu war es allerdings nötig, diese riesige Stadt mit dem Taxi einmal komplett zu durchqueren, was besonders zur Hauptverkehrszeit mit einem von Krämpfen geschüttelten Kind im Arm und blank liegenden Nerven schon allein für einen Zusammenbruch ausreichend gewesen wäre. Doch viel schlimmer war, dass Tim – kaum zu glauben – auf die Behandlung mit noch größerer Unruhe reagierte. Er bekam von einer Sekunde zur anderen hohes Fieber und sein Zustand war bedrohlich, er hatte sich nicht nur nicht verbessert, sondern in höchstem Maße verschlechtert. Wir hatten viel Geld für die Reise und die Behandlung ausgegeben, das uns nicht einmal gehörte – und nun waren wir auch noch um eine große Hoffnung ärmer. Kira konnte gerade einigermaßen krabbeln und verdankte es wohl ihrer glücklicherweise fröhlichen Natur, dass sie von der schrecklichen Stimmung nicht angesteckt wurde. Auch wenn ich heute weiß, dass diese so hoffnungsvoll begonnene Reise mehr als nur ein Schuss in den Ofen war, bereue ich es dennoch nicht, dass wir sie gemacht haben. So habe ich wenigstens zu keiner Zeit dagesessen und gedacht, wärst du doch damals bloß mit Timmy nach Rom gefahren.

Unsere Verwandten und Freunde hatten immer neue Tipps für uns auf Lager. Einmal schickte mir meine Mutter, die esoterischen Trends gegenüber eigentlich nicht besonders aufgeschlossen ist, einen Zeitungsausschnitt über einen Heiler und so landeten wir an einem bedeckten Mittwochnachmittag in Frankfurt in der überfüllten Praxis eines Mannes, der – umringt von Heiligenbildern und -figuren – nach einem Blick auf Timmy die Diagnose einhundertachtzig Mark stellte und meinte, wir sollten nächste Woche wieder kommen. Darauf haben wir dann allerdings verzichtet und erneut eine Episode abgehakt.

Doch all diese ernüchternden Erlebnisse haben nichts daran ändern können, dass wir weiterhin auf der Suche nach Menschen blieben, die uns, wenn auch auf ungewöhnliche Weise, vielleicht helfen konnten, das Leben für Timmy wieder lebenswert zu machen. Und wir haben sie schließlich auch gefunden.

Das deutsche Heilpraktikergesetz von neunzehnhundertirgendwann verbietet es, ganz klar zu sagen, wer diese außergewöhnlichen Menschen waren, die Timmy zwar nicht geheilt haben, aber doch hilfreich waren bei Lungenentzündungen, der Bekämpfung seiner Schmerzen und kleinerer Wehwehchen.

Diese Menschen gaben nicht nur Timmy, sondern auch mir einen Teil der Kraft wieder, um weiterzukämpfen. Ich habe eine Heilerin erlebt, die sogar Hunde, Katzen und Pferde kurierte. Die viel beschworene Einbildungskraft kann bei diesen Behandlungen wohl ausgeschlossen werden. Wenn diese reizende Dame Tim behandelte und ich währenddessen nur seine Hand oder seinen Fuß hielt, war sogar ich entspannt. Ich hätte im Stehen einschlafen können und fühlte mich bereits nach kurzer Erholungspause, als könnte ich Bäume ausreißen.

In guter Erinnerung ist mir auch eine Geschichte nach einem meiner Auftritte bei »Schreinemakers« geblieben. Etwa zwei Wochen nach der Sendung telefonierte ich mit einem der Redakteure und er teilte mir mit, da läge noch so ein komischer Brief von einem Typen, der Timmy behandeln wolle. Sie hätten schon überlegt, ob sie mir den Brief überhaupt schicken sollten.

»Sind sie wahnsinnig?«, brüllte ich in den Hörer, ich weiß es noch ganz genau. »Sind Sie wahnsinnig? Da will jemand etwas für meinen Sohn tun und Sie überlegen, ob Sie mir den Brief überhaupt schicken?« Er murmelte etwas von »der will doch nur Geld machen«, und »wahrscheinlich will er bloß ins Fernsehen«. Doch ich erwiderte, wenn dieser Mensch etwas

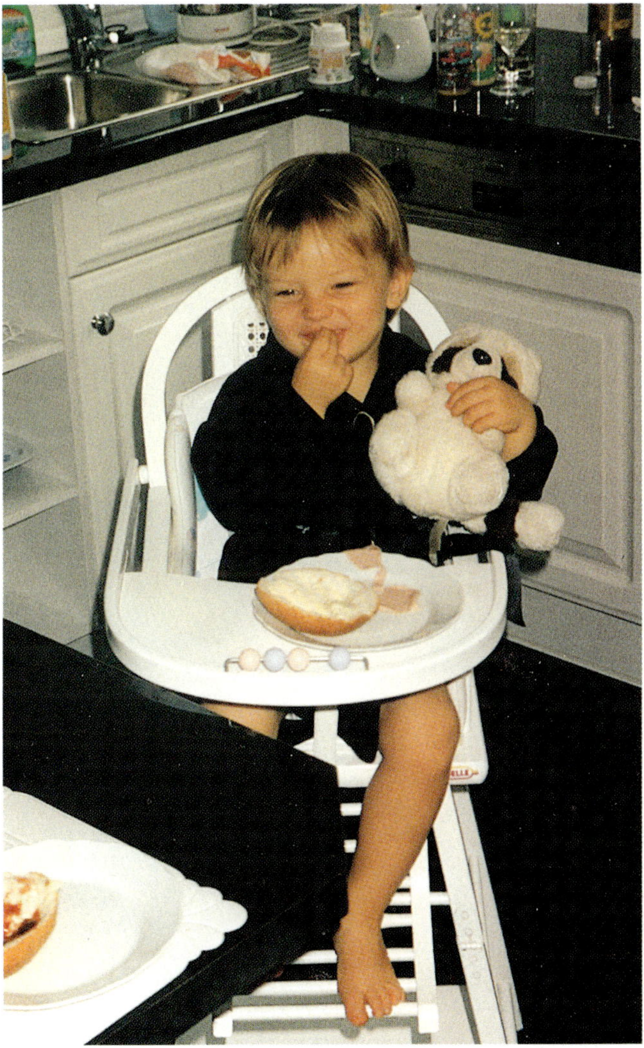

Tim am Morgen vor seinem Unfall …

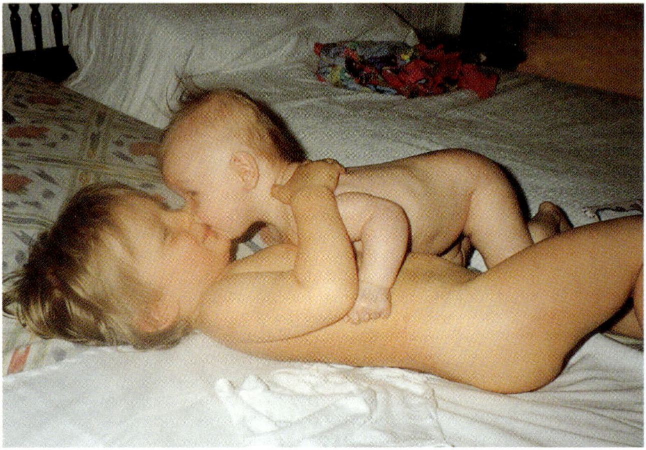

Geschwisterliebe:
Tim (2 Jahre) und Kira (3 Monate).

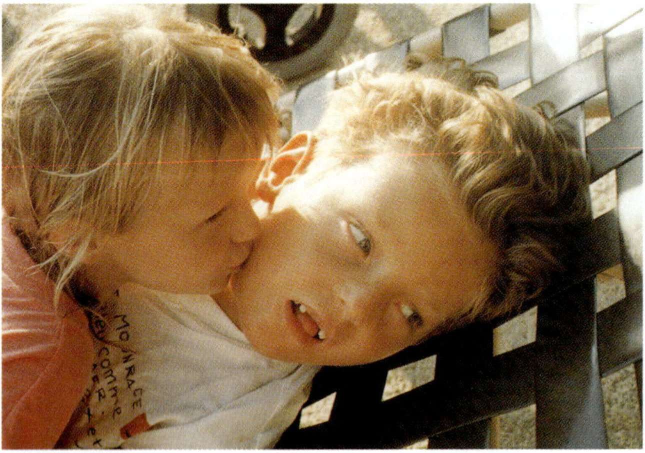

Geschwisterliebe:
Tim (6 Jahre) und Kira (4 Jahre).

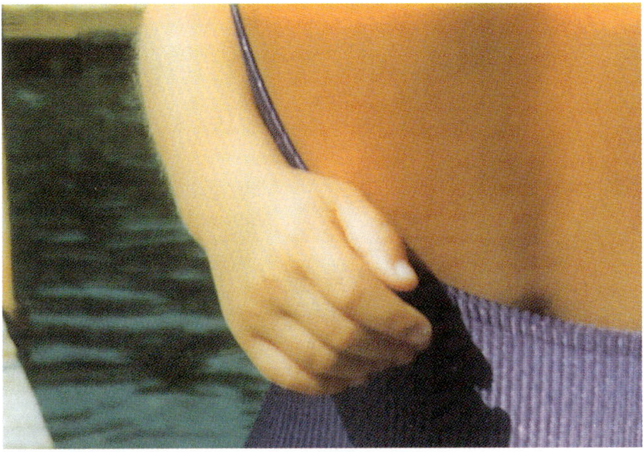

Einer der wichtigsten Momente: Nach der Therapie hat Tim zum ersten Mal seine Hände geöffnet.

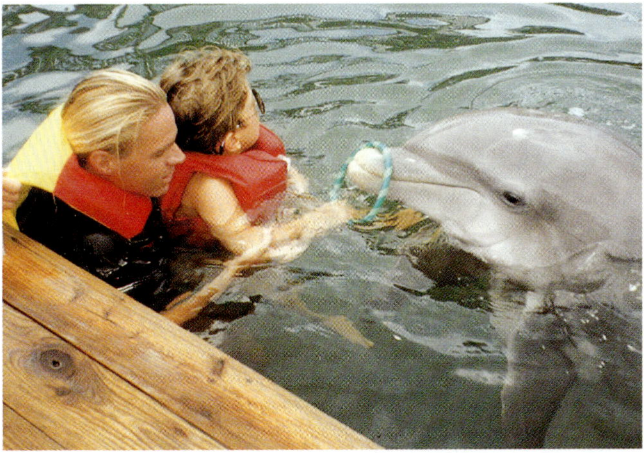

Auch zum ersten Mal: Tim nimmt dem Delphin Dingy den Ring ab, Dr. Shannon staunt.

Tims Therapie-Erfolge

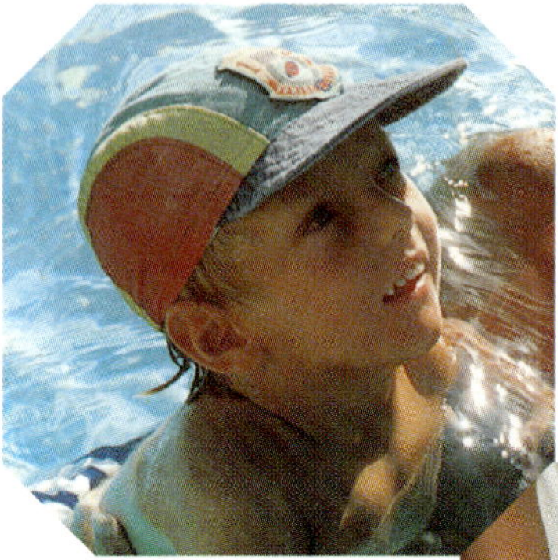

»Mir geht es,
glaub ich, ziemlich gut.«

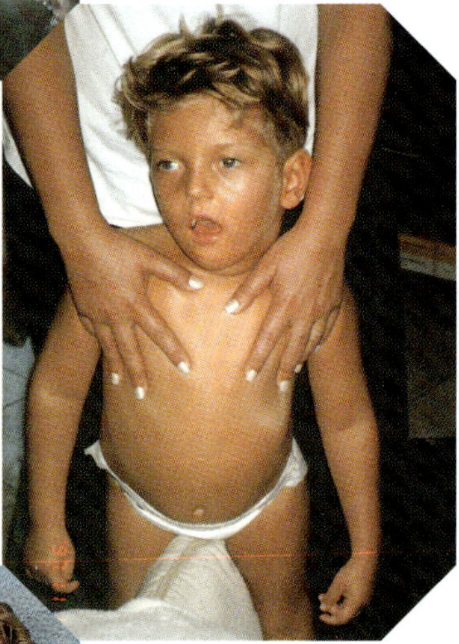

»Kaum zu fassen,
ich stehe!«

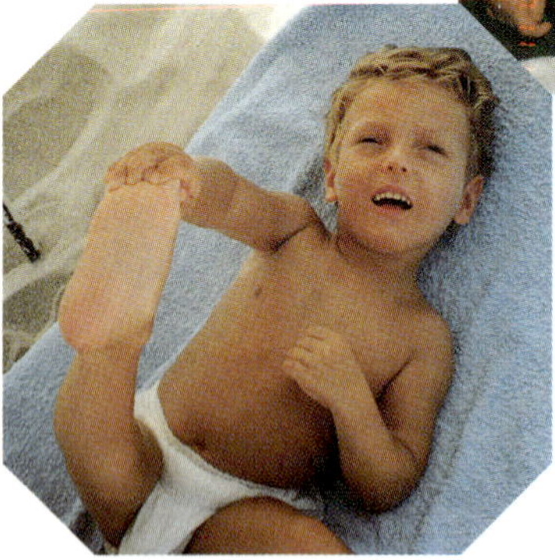

»Kuck mal,
was ich kann!«

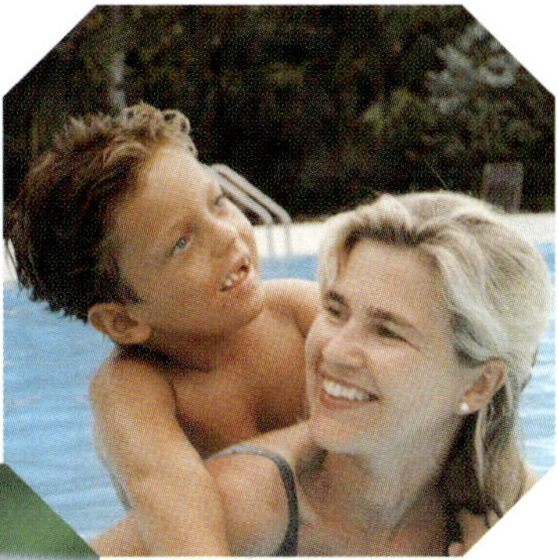

Eine große Liebe:
Tim und seine
Therapeutin Barbara.

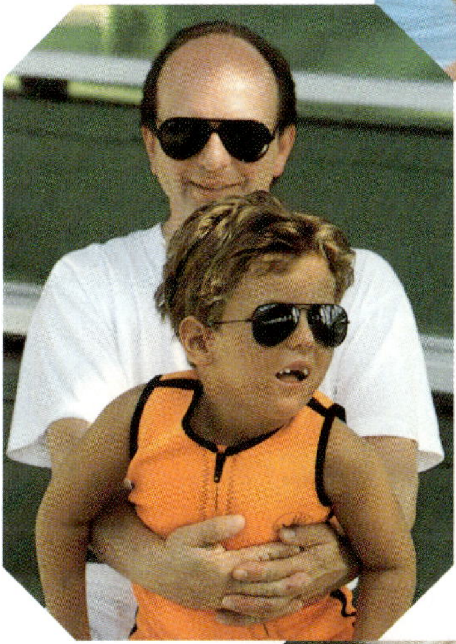

»Delphin-Therapie
ist cool« – Tim
und Michael Lauer.

»Das Leben ist schön!« –
Tim und die
Therapeutin Heather.

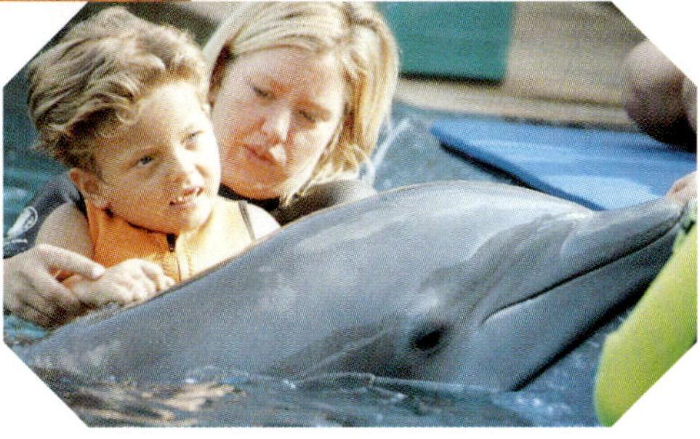

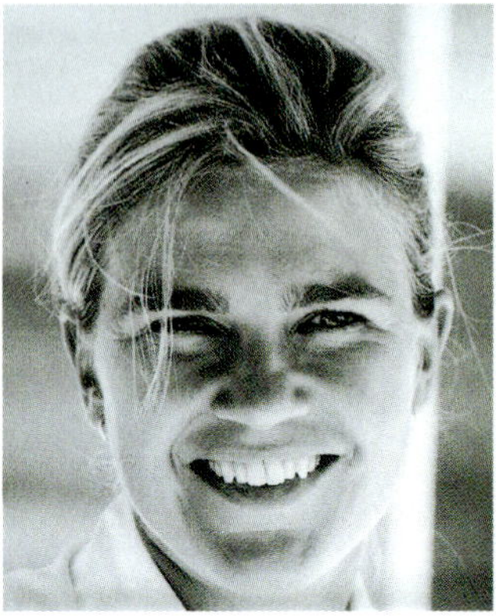

Barbara Schweitzer,
Tims Therapeutin.

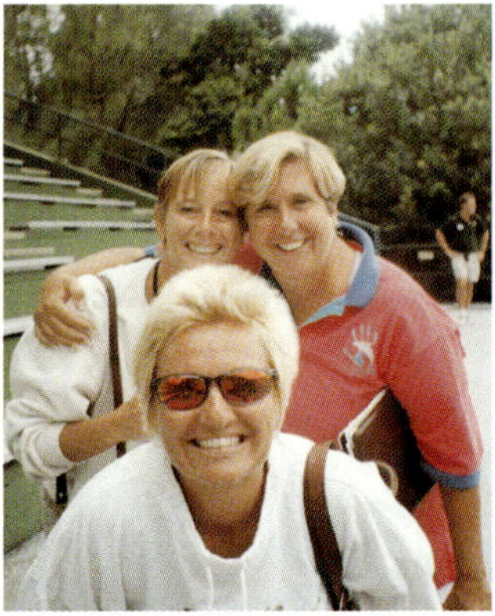

Die Therapeutinnen von *Dolphin Human Therapy:* Marcia (links), Diane (rechts); Christina (vorne).

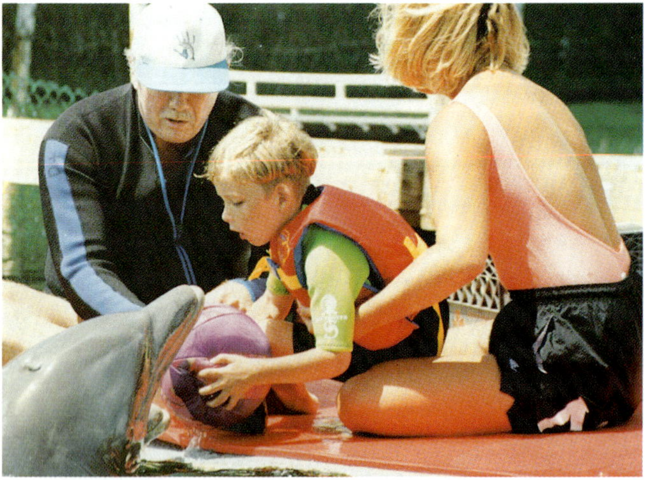

»Good boy!« – Therapiestunde bei Dr. Nathanson.

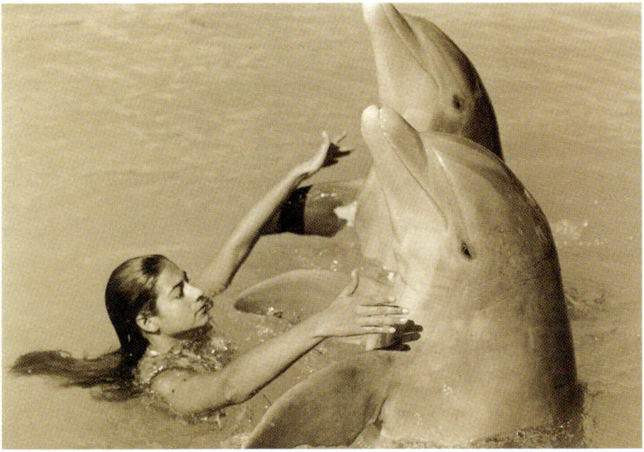

Eine innige Beziehung:
Delphin-Trainerin Meredith mit ihren Schützlingen.

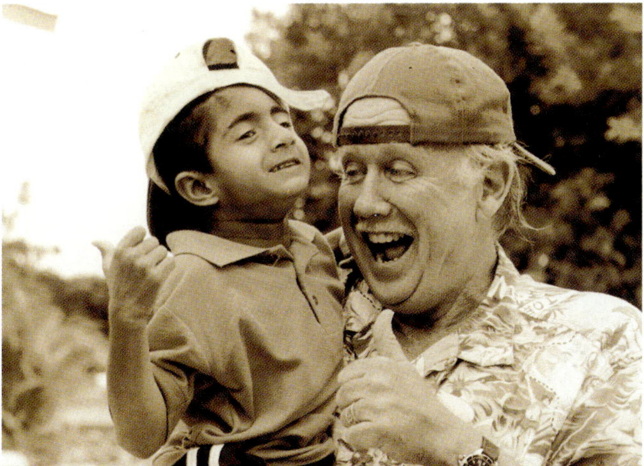

Lernen durch lachen: Sprechstunde bei Dr. Dave!

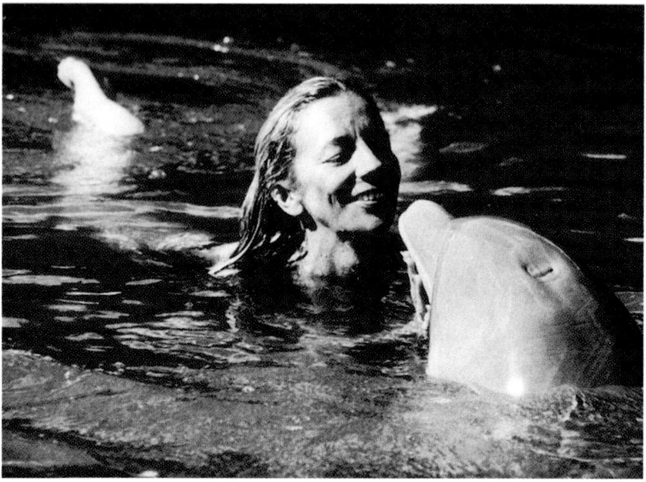

Die Leichtigkeit des Seins!

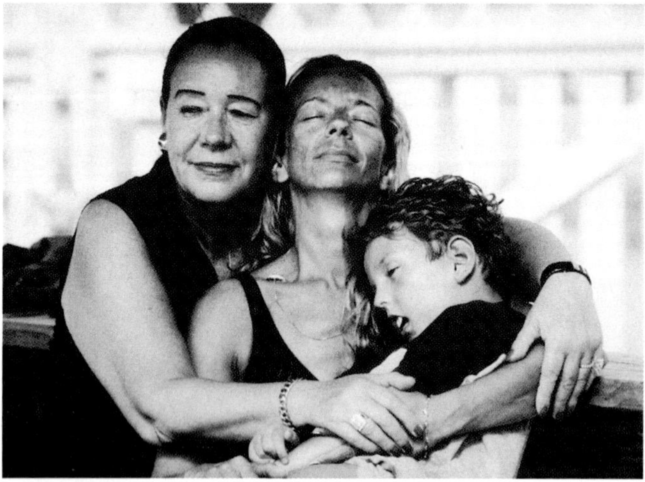

Familienbande – drei Generationen Seelenverwandtschaft.

dafür tun könne, dass es Timmy wieder so ging wie früher, dann habe er jedes nur erdenkliche Medieninteresse verdient.

Und so gewannen wir mit diesem »Therapeuten« einen neuen Freund, der uns eine ganze Zeit begleitete. Er konnte zwar letztlich auch keine wirklich einschneidende Wende in Timmys Zustand herbeiführen, aber durch seine Behandlung gab er meinem Sohn in seinem bedenklichen gesundheitlichen Zustand die nötige Energie. Und deshalb war es gut, dass er bei uns war.

Wütend werde ich allerdings, wenn ich an so manche Ärzte denke, die Timmy behandelten. Vor einiger Zeit habe ich einem sehr netten Arzt gesagt: »Mein Sohn, meine Tochter und ich haben es bis hierher geschafft, obwohl wir in ärztlicher Behandlung waren. Ja, Sie haben mich richtig verstanden, obwohl wir in ärztlicher Behandlung waren.« Und wenn es *dolphin aid* nicht gäbe und wenn jeder Tag noch mindestens zwölf Stunden mehr hätte, würde ich eine weitere Organisation ins Leben rufen, und zwar zum Kampf für die Bewusstseinserweiterung der deutschen Ärzteschaft.

Ich frage mich manchmal wirklich, ob ein medizinisches Hochschulstudium dazu berechtigt, völlig ungefragt als Lebensberater und Prophet zu fungieren, ohne auch nur die leiseste Ahnung davon zu haben, was solche selbstverliebten und meist ungebetenen Prognosen nicht nur für die gesamte Entwicklung eines kranken Kindes, sondern für den Fortbestand ganzer Familien bedeuten – ganz abgesehen von dem seelischen und nervlichen Zustand der Mütter.

Deshalb ist es mir auch ein Anliegen, am Beispiel meines Sohnes aufzuzeigen, in welch schrecklichem Zustand er sich befände, hätte ich so manchem großen, weiß bekittelten Medizinmann richtig zugehört und seinen Worten Glauben geschenkt.

Eigentlich sollte Timmy nicht schlucken lernen. Er schluckt aber! Die meisten Ärzte wollten ihm eine Magensonde in die Bauchdecke operieren, wohl nur, damit es für alle ein bisschen einfacher wird.

Er sollte auch nicht zunehmen. Hat er aber! Und zwar so, dass er altersgerecht gewachsen ist und sogar eine Diät hinter sich hat, weil er ein paar Pfunde zu viel wog. Einige seiner Therapeuten kamen sogar zu dem Schluss, dass er schon längst ganz alleine sitzen könnte, wäre er nicht so fett. Und ich erinnere mich noch gut an den Originalton des Herrn Privatdozenten, der damals meinen Ehrgeiz weckte: »Diese Kinder nehmen nicht zu.« Ich antwortete nur: »Diese Kinder heißt Tim, diese Kinder ist mein Sohn und das wollen wir mal sehen.«

Er sollte eigentlich auch nicht sitzen können, nur liegen, ohne Kontrolle über seinen Kopf. Und dennoch stellte mir Professor Brucker von der Universität in Miami im letzten Herbst in Aussicht, dass wir Timmy noch in diesem Jahr alleine auf die Füße stellen, weil er ja auf meinem Schoß schon sitzen kann, freihändig.

Er sollte auch gar nicht in der Lage sein, seine Mutter zu erkennen, hat mir einmal ein Professor gesagt. Dabei unterscheidet Timmy sehr wohl, wer gerade kommt oder geht, wen er mag und wen nicht, wer besonders wichtig ist und wer, um mit Kiras Worten zu sprechen, zu »unseren Menschen« gehört.

Er sollte eigentlich gar nichts hören, geschweige denn verstehen können. Und doch liebt mein Sohn klassische Musik, am liebsten übrigens Mozart und Bach. Er wird auch ziemlich sauer, wenn man ihn bei einem spannenden Hörspiel unterbricht. Ruft seine Oma seinen Namen, bevor er sie überhaupt sehen kann, dann strahlt er über das ganze Gesicht. Ach ja, er telefoniert gerne und ist sehr unglücklich, wenn wir bei Telefonaten mit Freunden und Verwandten vergessen, ihm auch einmal den Hörer zu geben. Und nun versteht das dumme Kind auch noch jedes Wort in Englisch, wie ein Computer an der Miami University of Medicine messbar unter Beweis gestellt hat.

Er sollte auch nicht sehen können und zugegebenermaßen tut er das auch noch nicht konstant. Das ist eigentlich die einzige Sinnesfunktion, die nicht durchgängig wiederhergestellt ist. Umso schöner sind dann die Momente, in denen seine strahlenden blauen Augen die meinen festhalten mit einem Blick so tief wie das Meer. Das zeigt mir, dass er zumindest phasenweise wieder sieht und es für ihn nur noch zu anstrengend ist, alle Bilder, die er aufnimmt, zu verarbeiten.

Eine Liste all dieser Fähigkeiten, die Timmy vieler Unkenrufe zum Trotz wiedererlangt hat, ließe sich beliebig fortsetzen und kein Arzt der Welt kann die unbeschreiblichen Momente des Glücks nachempfinden, wenn ein aus der Zeit vor dem Unfall wohlvertrauter Gesichtsausdruck wieder auf sein Gesicht zurückhuscht. Wenn sich dieses unnachahmlich schelmische Grinsen, das ich für immer verloren glaubte, wieder auf seinem hübschen Gesicht breit macht.

Natürlich ist Timmy noch weit davon entfernt, ein normales, geschweige denn unabhängiges Leben führen zu können. Aber er ist ein Teil unserer Familie und wir geben uns alle gemeinsam große Mühe, um ihn herum so viel Normalität wie möglich zu schaffen. Das erfordert sicher viel Kraft, aber es ist machbar. Dazu gehören viele kleine Mosaiksteine, wie beispielsweise der stundenweise Besuch eines Regelkindergartens, der dank der Entscheidung eines mutigen städtischen Verwaltungsangestellten und der herausragenden Leistung einer Kindergartenleiterin für Timmy ermöglicht wurde. Nach all dem Therapie- und Ärztestress lebt mein Sohn dort regelrecht auf, er strahlt und genießt die Gesellschaft seiner gesunden Freunde. Und doch musste erst jemand darum bitten.

Wie gerne würde ich lauthals meine Botschaft an alle Eltern herausschreien, die sich in einer ausweglos erscheinenden Situation mit einem kranken Kind befinden. Lasst euch von keinem das natürliche Gefühl für euer Kind nehmen, lasst euch nicht den Schneid abkaufen, hört auf eure innere Stimme, entscheidet selbst, was für euer Kind richtig und wichtig ist, zwingt die Ärzte, euch zuzuhören, eure Ängste ernst zu nehmen. Nur engagierte Eltern können dem tristen Leben ihrer kranken Kinder einen neuen Sinn geben. Die Zeit ist reif für Veränderungen und ich gehe heute recht mutig und mit voller Überzeugung so weit zu sagen, dass bestimmt vierzig Prozent der in Heimen untergebrachten Kinder und Heranwachsenden bei umfassender, ganzheitlicher Therapie zumindest ein frohes und unabhängiges Leben führen könnten, statt nur warm, satt und trocken aufbewahrt zu werden.

Eigentlich kann ich das larmoyante Gerede von »Man muss sein Schicksal annehmen!«, bis hin zu einem »Sich-damit-abfinden-Müssen« nicht mehr hören. Und mir fällt auch kein einziges Beispiel ein, bei dem sich eine ausweglose Lebenssituation mit einem »sich abfinden« verbessert hätte.

Liebe, positives Denken, Familienzusammenhalt, Durchhalten, Freunde, Mut und Lachen, auch wenn es oft unglaublich schwierig erscheint, bilden die Grundlage, um Schicksalsschläge zu verarbeiten. Wie viel wichtiger ist es, diese Lebensinhalte Menschen und gerade Kindern zu vermitteln, deren Entwicklung auf Gedeih und Verderb von helfenden Händen abhängig ist. Deshalb habe ich auch Probleme mit dem Wort »behindert«. Was bedeutet das eigentlich, »behindert«? Wer behindert wen und wobei? Dieses Wort klingt so endgültig – doof, Krüppel, Ende, aus. Und kaum jemand fragt danach, wie dumm und seelisch verkrüppelt die vermeintlich Gesunden sind, weil es ihnen nicht gelingt, sich auf das »Andere« einzustellen.

Ich wünsche niemandem ein krankes Kind. Und doch beschleicht mich manchmal der Wunsch – nur für einen Sekundenbruchteil –, all die klugen Köpfe, die unsere Anstrengungen nur milde belächeln, in einer solchen Situation zu beobachten. Ganz sicher würden ihnen die Prognosen und Urteile auf den Stimmbändern gefrieren und wir Mütter besonderer Kinder würden ihnen wahrscheinlich an den abenteuerlichsten Plätzen dieser Welt wieder begegnen.

Unsere Familie wächst: Timmys Betreuer

Es dauerte lange, bis ich akzeptieren konnte, dass die Pflege eines derart kranken Kindes, wie Timmy es nun war, die Hilfe von professionellen Betreuern erforderlich machte.

Auch fünfzehn Monate nach dem Unglück hatte ich noch immer nicht den Menschen gefunden, dem ich zugetraut hätte, mein Kind mit all der Liebe und Fürsorge zu pflegen, die es verdiente und in seiner totalen Abhängigkeit so dringend brauchte. Ich musste mir allerdings auch den Vorwurf gefallen lassen, dass ich gar nicht ernsthaft suchte, dass ich nichts abgeben wollte. Letztlich musste ich jedoch einsehen, dass es nur möglich sein würde, meinen Sohn professionell zu versorgen und gleichzeitig Kira die Aufmerksamkeit zu widmen, die einem Kleinkind zuteil werden sollte, wenn ich eine Krankenschwester oder einen Pfleger nicht nur zu einem Kennenlerngespräch einlud, sondern tatsächlich auch jemanden einstellte.

Dies schien anfangs eine finanziell unüberwindbare Hürde, doch dank der Hilfe des Geschäftsstellenleiters unserer Krankenkasse erhielten wir die Zusage, dass die Kasse für die Kosten einer Pflegekraft aufkommen würde.

Allerdings muss ich sagen, dass ich in Sachen pflegerischer Hilfe inzwischen ein gebranntes Kind war. Der letzte Pfleger, der zur Probe zwei Tage bei uns war, versuchte erst einmal, das Auto meines Mannes zu stehlen, hatte aber dummerweise den Schlüsselbund eines nicht mehr in unserem Besitz befindlichen Wagens erwischt.

Bei den meisten Bewerbern wusste ich meist schon nach zwei Sätzen, dass sie nicht geeignet waren. Sie stellten die falschen Fragen, waren nicht flexibel, suchten zumeist einen Job und keine so verantwortungsvolle Aufgabe. Schließlich erforderte Timmys Zustand ein Höchstmaß an Qualifikation, was ich den meisten Bewerbern schlicht absprach. Ganz am Ende blieb immer das mütterliche Gefühl: Denen werde ich mein Kind bestimmt nicht in den Arm legen.

Und so vollführte ich eineinhalb Jahre den täglichen Drahtseilakt zwischen Nachtwache, Kinderzimmer, Küche, Büro, Klinik, Therapie und Terminen mit der ausschließlichen Hilfe von Lerma, unserer philippinischen Haushaltshilfe.

Nie werde ich vergessen, wie sie mir einmal erklärte, ihr Bruder hätte die gleiche Krankheit gehabt wie Timmy und sie habe ihn gepflegt. Ich bin fast ausgerastet. Ich dachte, sie hätte einfach nicht verstanden, worum es hier ging. Doch ich tat ihr Unrecht. Ihr Bruder war tatsächlich mit neun Jahren in Bulacan auf den Philippinen ertrunken. Sie hatte ihn gepflegt und wie sie mir versicherte, war von dem ganzen Unfall nur noch eine Spastik in der rechten Hand übrig geblieben. Immer wiederholte sie den Satz: »Believe me, Misses Kuhnert, my brother was like that.«

Und so wurde auch Lerma zu einer Kraftquelle, einem wandelnden Mahnmal der Zuversicht. Sie wuchs über sich hinaus. Klein und zierlich wie sie ist, schleppte sie Timmy, den man immer noch nicht eine Sekunde ohne Körperkontakt lassen konnte, durch das Haus, sang ihm etwas vor und umsorgte ihn mit einer feinsinnigen Mischung aus Intuition und Liebe. Sie besaß natürlich keinerlei medizinische Ausbildung und ich konnte sie auch nicht mit einer solchen Verantwortung allein lassen.

So schloss sich der kleine Kreis, den Timmy akzeptierte, mit meinem Mann, Lerma und mir zu einem Dreigestirn. Wir Frauen entwickelten ungeahnte Fähigkeiten, mit klein »Kackalafutzi« auf dem Arm Tee zu kochen, den Haushalt zu erledigen, die wichtigsten Telefonate zu führen. Hin und wieder habe ich mich in fast zirkusreifer Manier angezogen und geschminkt, um bei einem Blick in den Spiegel nicht permanent das Gefühl zu haben, selbst todkrank zu sein. Ich sah wirklich entsetzlich aus.

Timmys Großeltern fühlten sich furchtbar unglücklich, dass sie so hilflos waren und ihr geliebter Enkel auch in ihren Armen nicht zu beruhigen war. Timmy blieb in dieser Beziehung rigoros. Er akzeptierte Papi, Mami und Lerma, sonst niemanden. Wie sollte ich in so einer Situation die richtige Verstärkung für unser Team finden? Lerma gehörte mittlerweile zur Familie, war bis zu sechzehn Stunden am Tag für uns auf den Beinen und das an mindestens sechs Tagen in der Woche. Während dieser Zeit wurde unsere Haushaltshilfe zu meiner Verbündeten, ohne deren Hilfe ich es niemals geschafft hätte, die Kraft und auch die Nerven zu bewahren.

Es wurde aber immer offensichtlicher, daß ich eine Entscheidung treffen musste. Bei einer seiner vielen Auslandsreisen hatte mein Mann das Thema Pflegepersonal mit einem englischen Geschäftsfreund besprochen und ihm auch von meinen Ängsten erzählt. Der erklärte ihm daraufhin, dass Krankenschwestern aus Großbritannien nicht nur besonders gut ausgebildet seien, sondern vor allem den pflegerischen und betreuerischen Gedanken als Verpflichtung empfänden. Wir beschlossen eine entsprechende Stelle auszuschreiben, um eine britische Pflegekraft nach Düsseldorf zu holen, die bei uns wohnen und für Timmy ein tatkräftiger Partner werden sollte.

Und so kam schließlich Jaqui. Als wir uns beim ersten Abendessen gegenübersaßen, hatte ich das Gefühl mit einer alten Bekannten zu plaudern. Wir hatten bereits alle Eckdaten einer möglichen Zusammenarbeit besprochen und entspannt festgestellt, dass sich nicht nur unser Humor recht ähnlich war.

Jaqui Nicholl war eine echte Bereicherung für unser Team. Ihre natürliche und unkomplizierte Art machte den Verlust der häuslichen Intimsphäre weniger schlimm. Ihre kleinen Macken lernte ich wie bei einem Familienmitglied zu tolerieren. Sie war ein ausgesprochener Morgenmuffel und daher am besten erst nach zehn Uhr einzusetzen. Trotzdem kam es vor, dass ich hin und wieder tobte und durch das Haus brüllte: »Nicholl, ich bin doch nicht deine Putzfrau!«

Denn obwohl sie im Umgang mit Medikamenten, Desinfektion und allem, was in den medizinischen Bereich gehörte, absolut gewissenhaft war, konnte man sie sonst ruhigen Gewissens als schlampig bezeichnen. Der Schock, den ich hatte, als ich zwei Wochen nach Jaquis Ankunft das erste Mal wieder in unser kleines Dachapartment kam, das ich so liebevoll eingerichtet hatte, saß tief. Kaum vorstellbar, dass sich ein halbwegs kultivierter Mensch in einem solchen Chaos wohl fühlen konnte. Bei Jaqui ging das. Letztlich war es jedoch völlig egal, wie diese witzige irische Krankenschwester ihr privates Ambiente gestaltete, denn sie war nicht nur eine hervorragende Betreuerin für Timmy, sondern wurde als Spielgefährtin heiß geliebt von Kira, für die sie zu einer wichtigen Bezugsperson wurde.

Nach einem Jahr, einem sehr schweren Jahr, in dem meine Ehe endgültig in die Brüche ging, Timmy zweimal operiert werden musste, seine erste Delphin-Therapie hatte und ich in großer Sorge um Kiras glückliche, unbeschadete Entwicklung war, nach diesem Jahr, in dem unsere »crazy Irish nurse« wie ein Fels in der Brandung an meiner Seite gestanden hatte, mussten wir sie leider ziehen lassen.

Der Abschied fiel uns allen unendlich schwer. Ich heulte wie ein Schlosshund, denn Jaqui war unauslöschlich zu meiner Freundin geworden, hatte mit mir gekämpft und gelitten und wann immer es ging, auch mit mir gelacht. Das hat uns beiden sehr viel gegeben. Aber sie konnte mein Leben nicht leben und ich nicht das ihre.

Als Jaqui ging, mussten auch die Kinder lernen, dass Abschied nehmen Teil einer Beziehung sein kann, und dass Liebhaben manchmal auch etwas damit zu tun hat, den anderen gehen zu lassen.

Und so flog sie zurück nach Irland, um mit ihrem Freund Ian glücklich zu werden, zu heiraten, eine eigene Familie zu gründen – und mit einem Herzenswunsch im Gepäck: Sie wünschte sich nichts sehnlicher als eine Tochter, die wie ihre »little princess« sein würde, wie Kira.

Zwei Jahre später kam Kara auf die Welt und wir alle haben die junge Dame bereits kennen gelernt. Wir freuen uns, wenn Jaqui zu Besuch kommt und mit den Kindern auf Englisch plaudert, weil sie immer noch kein Wort Deutsch spricht. Doch damit hat sie den Grundstein dafür gelegt, dass Kira ganz einfach zweisprachig aufgewachsen ist und Timmy erwiesenermaßen über ein komplett englisches und deutsches Sprachverständnis verfügt. Denn über lange Zeit wurde bei uns zu Hause Englisch gesprochen und wir haben uns oft gefragt, in welcher Sprache Timmy wohl sein erstes Wort sagen wird, wenn er denn das Sprechen wieder lernt.

Der Verlust von Jaqui als Copilotin war schwer zu verkraften und so dauerte es wieder über ein halbes Jahr, bis wir einen würdigen Ersatz für sie fanden.

Mit Piroska Kaiser kam schließlich die dritte Fremdsprache ins Haus, nämlich Ungarisch. Die Verständigung gestaltete sich in der ersten Zeit etwas schwierig. Auch sie sprach so gut wie kein Deutsch, mein Ungarisch war noch schlechter. Dieser Umstand sorgte für einigen Aufruhr im Haus, denn auf die Frage »Hast du mich verstanden?«, antwortete Piroska zumeist mit einem beherzten »ja, ja«, obwohl sie nicht den Hauch einer Ahnung hatte, was ich von ihr wollte. So musste ich erst einmal einiges pantomimisches Geschick entwickeln, um gestenreich klarzumachen, was denn nun der nächste Schritt im täglichen Ablauf war. Noch heute lachen wir herzhaft über die Tatsache, dass Piroska mir in ihrer Muttersprache, mit einem Lächeln auf den Lippen, permanent sagen könnte, dass ich eine dumme Kuh sei, ohne dass ich es auch nur ansatzweise verstünde.

Ungarisch klingt für meine Ohren immer noch fremd. Wenn Piroskas Mutter Magdolna zu Besuch bei uns ist, verstehen wir uns zwar prächtig, aber keiner hat auch nur einen blassen Schimmer davon, was der andere sagt.

Piroska könnte man als einen Schmetterling bezeichnen. Als sie zu uns kam, war sie noch eine nette Raupe, schon allein wegen ihrer fehlenden Deutschkenntnisse unsicher. Sie hatte Ungarn zum ersten Mal verlassen und entsetzliches Heimweh. Obwohl wir uns bemühten, ihr das Gefühl zu geben, dass sie zur Familie gehörte, dauerte es eine ganze Zeit, bis sie sich eingewöhnte.

Sie bemühte sich liebevoll um die Kinder und entwickelte trotz der Verständigungsschwierigkeiten rasch eine herzliche Beziehung zu beiden. Kira stellte sie auf harte kindliche Proben, um herauszufinden, ob sie Jaquis Platz in ihrem Leben ersetzen konnte. Anfangs fehlte mir ein wenig die Fröhlichkeit in ihrem Wesen, sie war schwer zu begeistern, bemühte sich aber nach Kräften, die an sie gestellten hohen Anforderungen in Bezug auf Timmy zu erfüllen.

Mittlerweile hat sich Piroska zu einem zauberhaften Schmetterling entpuppt. Sie spricht nahezu perfekt deutsch, hat sich als wahres Sprachtalent herausgestellt, verfügt bereits über sehr gute Englischkenntnisse und kann auch einige Worte Spanisch.

Fachlich wird sie täglich besser und es macht richtig Spaß, ihre persönliche Entwicklung zu einer wirklich hübschen, selbstbewussten Frau mit anzusehen. Wenn sie so weitermacht, naht der Tag, an dem ich gefragt werde: »Frau Kuhnert, wie lange arbeiten sie denn schon für Frau Kaiser?«

Timmy hat viele Menschen verändert und nicht einen davon negativ. Lerma, Jaqui und Piroska wissen tief in ihren Herzen sicherlich, dass es dieser kleine, so besondere Kerl war, der ihnen neue Horizonte eröffnete und ihr Denken veränderte. Zum Dank für dieses Geschenk gehen sie ein Stück mit uns auf dem oft steinigen Weg in eine bessere Zukunft für Timmy. Sie sind wertvolle Wegbegleiter für Kira, die mit ihrer Unterstützung zu einer kleinen, selbstbewussten Dame heranwächst. Und sie wissen hoffentlich genau, welchen Platz sie in meinem Herzen erobert haben.

Erster Kontakt mit Dolphin Human Therapy

Mitten in der Nacht klingelt das Telefon. Das Fernamt fragt mich, ob ich die Kosten für ein Gespräch aus den USA übernähme, in der Leitung ist Dr. David Nathanson. Endlich!

Ich bin sofort hellwach und überglücklich, dass ich mit dem Mann sprechen werde, nach dem ich so lange Zeit gesucht hatte.

Dr. Nathanson ist der Begründer der so genannten *Dolphin Human Therapy*, der erste Wissenschaftler, der belegte, dass Kinder mit verschiedensten Defiziten bis zu zehnmal schneller lernen, wenn sie mit Delphinen zusammen sind.

Ich war sicher, dass diese Therapieform für Timmy die große Chance bedeutete. Doch in der Vergangenheit hatte ich so viele schlechte Erfahrungen gemacht, meinen Sohn voller Hoffnung mit so vielen nutzlosen Exkursionen belastet, dass ich zunächst die Meinung von Dr. Nathanson hören wollte.

Er nimmt sich viel Zeit, um mit mir unsere Situation zu erörtern, und gemeinsam beschließen wir, dass ich erst einmal allein nach Miami fliege, um mir vor Ort ein Bild von den Gegebenheiten zu machen. Bevor ich Timmy in seinem teilweise bedrohlichen Zustand einen zehnstündigen Flug zumutete, wollte ich einfach sichergehen, dass die Hoffnungen, die ich in die Delphine und die damit verbundene Therapie setzte, auch berechtigt waren. Als LTU-Kabinenchefin im Erziehungsurlaub konnte ich einen solchen Kurztrip unbürokratisch und kostengünstig realisieren.

Nach diesem nächtlichen Telefonat war ich fast euphorisch, hatte endlich ein Ziel vor Augen und spürte, dass sich für Timmy eine neue Möglichkeit auftat.

Es erschien mir eigentlich selbstverständlich, die Reise nach Florida allein zu unternehmen. Denn obwohl es in der ersten Zeit nach dem Unfall von vielen Seiten, insbesondere von Tims Lebensretter, immer wieder Ratschläge und moralische Unterstützung gab, bin ich seither im Grunde gedanklich fast immer allein. Und trotzdem fühlte ich mich erleichtert, wenn mein Mann die Entscheidungen, die er vielleicht aus Bequemlichkeit oder Unvermögen mir überließ, zumindest moralisch mittrug, wenn er wenigstens manchmal körperlich anwesend war, und mir damit die innere Einsamkeit weniger präsent erschien.

Je näher der kurzfristig angesetzte Tag meines Abfluges rückte, um so klarer wurde mir, dass ich dieses Mal nicht ganz auf mich gestellt sein wollte. Ich wollte nicht allein eine solche folgenschwere Entscheidung treffen, wollte einmal nicht diejenige sein, die das letzte und wie so oft das einzige Wort hat. Bevor ich mit meinem Mann über die Möglichkeit sprach, gemeinsam nach Florida zu reisen, musste ich erst einmal mit der Organisation einer ganzen Bewachungsarmee für meine Kinder beginnen. Meine Mutter war unter der Voraussetzung, dass genügend professionelle Betreuung für Timmy vor Ort wäre, gerne bereit, das häusliche Kommando während meiner Abwesenheit zu übernehmen, Spezialgebiet Nestwärme, Kuscheln und Schmusen.

Barbara, die Physiotherapeutin, wollte bei uns übernachten, um somit die notwendigen Anwendungen zu Hause durchzuführen. Lerma, unser philippinisches Hausmädchen, wollte ebenfalls einziehen. Sie hat einen wunderbaren Zugang zu Timmy und war außer mir die Einzige, die ihn kontinuierlich füttern konnte. Dr. Mandl, der Kinderneurologe, versprach nötigenfalls vierundzwanzigstündige Unterstützung und gab mir sogar seine private Telefon- und Handynummer. Christian Broden, mein Assistent in der Agentur, wollte sich zur Verstärkung im häuslichen Büro aufhalten und sicherte damit eventuell notwendige Fahrdienste.

Ich brachte den lückenlos geplanten Tagesablauf zu Papier, den Marschbefehl sozusagen, kochte wie eine Wilde, bereitete die täglich erforderliche Medikamentenration für die gesamte Zeit vor und beantragte ein zweites Ticket nach Miami.

Eine Liste mit sämtlichen Notfallrufnummern hatte ich bereits erstellt, als ich meinen Mann schließlich fragte, ob er mich nicht begleiten könne. Ich gestand ihm meine Unsicherheit und dass ich mir wünschte, diese Reise mit ihm gemeinsam zu unternehmen, um am Ende für Timmy die richtige Entscheidung zu treffen. Er schien fast erleichtert und versprach mir, diese Dreitagesreise möglich zu machen. Seit langer Zeit hielten wir uns in dieser Nacht wieder fest.

Mit einem unbeschreiblichen Gefühl, einer Mischung aus Furcht, dass während meiner Abwesenheit etwas passieren könnte, und der aufregenden Erwartung, in Florida vielleicht den Schlüssel zu finden, der meinem Sohn die Tür zu einem lebenswerteren Dasein öffnete, saß ich schließlich neben meinem Mann im Flugzeug.

Mein Mann – wie gerne habe ich das gesagt und wie schwer fällt es mir heute. Mit diesem »mein Mann« war für mich alles verbunden: Zusammengehörigkeit, Wärme, Liebe, unsere Zukunft, Gegenwart und Vergangenheit. Mein Mann – der einzige Mann, zu dem ich vorbehaltlos »ja« gesagt habe, mit dem ich mein Leben verbringen wollte und von dem ich zwei wunderbare Kinder bekommen habe. Der Mann, den ich abgöttisch liebte. Er war der Inbegriff meines Lebens. Mit seinem Namen war alles verbunden, was die Liebe einer Frau ausmacht. Sein Name klingt immer noch so vertraut, all die zärtlichen Kosenamen fallen mir ein, die ich lange nicht mehr mit der Leidenschaft ausgesprochen habe, die meine tiefe Liebe zu ihm ausdrückte.

Irgendwo haben wir uns auf unserem gemeinsamen Weg verloren, haben uns nicht mehr gefunden, wahrscheinlich weil unsere Leben andere wurden und er sich in der Welt der Kliniken, der Sorgen und der Nöte wohl nicht wirklich zurechtfinden konnte. Es kommt mir vor, als hätte er nie mehr ernsthaft nach mir gesucht, und mir fehlten die Gleichgültigkeit und das Verständnis, ihm nach allem, was geschehen war, in seine nahezu unveränderten Lebensumstände zu folgen.

Zum ersten Mal seit langer Zeit betrachtete ich meinen Mann ganz bewusst und war auf einmal in zehntausend Metern Höhe wieder Frau und nicht mehr nur Mutter eines schwerstkranken Sohnes und einer kleinen Tochter. Er ist attraktiv, ich fand ihn immer gutaussehend, ein sehr männlicher Typ. Alles an ihm ist mir wohlbekannt. Es war schön, ihn aus diesem Blickwinkel anzusehen, fast schien es, als könnte ich den Zauber fühlen, der unsere junge Liebe begleitete. Ich wünschte mir, wir könnten noch einmal beginnen, uns zu entdecken.

Eine neue Hoffnung keimte in mir auf, die Hoffnung, dass diese Reise nicht nur Timmy zu einem neuen Anfang verhelfen würde, sondern auch uns. Schließlich waren wir seit sehr langer Zeit wieder einmal allein.

Bei unserer Ankunft im Hotel in Miami finden wir bereits ein Fax von Michael vor, in dem er uns Glück wünscht. Seine Zeilen lassen mich spüren, dass er nachempfinden kann, welche Bedeutung ich dieser Reise beimesse.

An diesem Abend in unserem Hotelzimmer warte ich auf ein Zeichen meines Mannes und hoffe, er würde mich in seine Arme nehmen. Doch er verschanzt seine Unsicherheit hinter der Fernbedienung des Fernsehers.

Am nächsten Morgen fahren wir früh los, ich bin aufgeregt, habe die Enttäuschung des Vorabends fast vergessen und versuche, mich ausschließlich auf das zu konzentrieren, weswegen wir überhaupt in Florida sind. Ich genieße die Fahrt nach Key Largo, das etwa siebzig Meilen südlich von Miami liegt.

Auch das fünfte Telefonat mit der »Homebase« hat ergeben, dass Timmys Zustand stabil ist und sich meine kleine Kira in Omas Obhut pudelwohl fühlt. Man will mich wohl glauben machen, dass die beiden mich nicht besonders vermissen, um mir die Trennung zu erleichtern. Deshalb bin ich bester Laune, ja fast ausgelassen und lasse mich auch von der morgens üblicherweise weniger euphorischen Stimmung meines Mannes nicht beeinflussen. Mit jedem Meilenstein, den wir passieren, steigert sich meine Erwartung. Ich bin so aufgeregt, so gespannt auf die Tiere und vor allem auf die eigentliche Therapie. Wie oft habe ich mich in den letzten Tagen nach meinen eigenen Erwartungen gefragt. Ich glaube nicht daran, dass *Dolphin Human Therapy* eine Wundertherapie ist, aber ganz tief in meinem Innersten weiß ich, dass sie gerade bei Timmy viel bewegen kann.

Nach eineinhalb Stunden Fahrt erreichen wir das Therapiezentrum *Dolphin's Plus*, in dem Dr. Nathanson arbeitet. Der Eingang sieht fast aus wie ein südländisches Scheunentor und öffnet den Zugang zu einer ganz eigenen Welt. Es ist, als habe man ein Stück Realität verlassen. Die Geräuschkulisse ist gigantisch. Die Begrüßungslaute der Delphine mischen sich mit den Schreien der Möwen und anderer Wasservögel. Und obwohl die Lautstärke immens ist, strahlt die ganze Szenerie eine unbeschreibliche Ruhe aus.

Dr. David Nathanson begrüßt uns mit einer besonderen Herzlichkeit. Vor uns steht ein Mann, der so gar nichts mit dem Bild zu tun hat, das man von deutschen Wissenschaftlern und Ärzten gewohnt ist. Er verkörpert eher den Typ des schelmischen, jugendlichen Großvaters, der eine ganze Horde Enkelkinder zu größtem Blödsinn anstiften und damit wahrscheinlich auch noch die Eltern zum Lachen bringen könnte. Dafür spricht auch seine »Dienstkleidung«. Statt eines weißen Kittels trägt er kurze Hosen und ein Hawaiihemd, Sportsocken und Turnschuhe. Zur Krönung garniert er seinen studierten Kopf mit einer atemberaubenden Kappe, die den Betrachter glauben macht, dass aus seiner Stirn ein kleiner Delphin wächst, dessen Schwanzflosse an des Doktors Hinterkopf im Rhythmus seines ansteckenden Lachens wippt.

Er hat alle Einzelheiten unseres Gespräches im Kopf, im Hintergrund steht keine Schwester, die mit langem Datenblatt souffliert, und seine gezielten Fragen vermitteln mir das Gefühl, als habe er sich in der letzten Zeit ausschließlich mit den Belangen meines Kindes auseinander gesetzt.

Zu meinem besonderen Erstaunen unterhält sich auch mein Mann mit Dr. Nathanson nahezu versiert über Timmys Zustand, es scheint, als hätte er meinen Beschreibungen doch sehr gut zugehört. Wieder einmal frage ich mich, ob das der gleiche Mann ist, auf dessen Hilfe und Zuspruch ich im täglichen Leben so oft vergeblich hoffte. Für heute bin ich mild gestimmt und überlasse ihm das Feld.

Dr. Nathanson erklärt uns den Ablauf der Therapie. Heute findet zunächst eine *orientation session* statt, das heißt, die Patienten schließen erst einmal Bekanntschaft mit ihren menschlichen und tierischen Therapeuten.

Die Mannschaft um Dr. Nathanson kommt aus unterschiedlichen therapeutischen Bereichen. Es gibt Physiotherapeuten, Psychologen, Sozialarbeiter, Lehrer für kranke Kinder. Der eigentliche Ort des Geschehens ist ein natürlicher Meeresarm, der von einer kleinen, von Booten befahrenen Wasserstraße abgetrennt ist. Auf vier schwimmenden Docks wird die Therapie durchgeführt. Gymnastikmatten, große Bälle, Greifspielzeug und Symboltafeln, Ringe, Baseballs, Steckspiele und Farbtafeln liegen zum Üben für die Kinder bereit – ähnlich wie in physio- oder ergotherapeutischen Praxen. Aus diesen Hilfsmitteln kreieren die Therapeuten für jedes Kind ein individuelles Programm.

Die Schlüsselfiguren dieser Therapie, nämlich die Delphine, stellt Dr. Dave, wie Nathanson von allen genannt wird, uns fast mit dem Stolz eines liebevollen Familienvaters vor. Dingy, Squird, Fonzie, Alfons, LB, Kimbeth, Jeannie, Spunky und ihr Baby Duke.

Ich bin gerührt, nicht nur beeindruckt und fühle mich sofort eingenommen von diesen außergewöhnlichen Tieren. Ich hätte große Lust, mich einfach fallen zu lassen in dieses Becken, unterzutauchen und zu spüren, wie mich die Delphine tragen, einfach mit ihnen zu schwimmen, ihre Bewegungen nachzuahmen und die Leichtigkeit zu empfinden, mit der sie das Wasser beherrschen. Fast magnetisch ziehen sie mich in ihren Bann, ich möchte sie berühren und eintauchen in die endlose Zärtlichkeit ihrer Augen. Ein Gefühl von Wärme und Ruhe durchströmt mich. Eigentlich bin ich nicht gerade ein ausgeglichener, meditativer Typ, ich brauche eher viel Abstand zum Jetzt, um wirklich zur Ruhe zu kommen. Außerdem ist Wasser nicht unbedingt mein Element. Und dennoch stehe ich nun am Rand des Docks und verspüre ein geradezu lustvolles Verlangen nach diesem Nass und seinen Bewohnern. Für einen Augenblick vergesse ich sogar Timmy und Kira, bin ganz allein mit mir und den Delphinen, bin dieser Welt für eine kleine Ewigkeit entrückt.

Dr. Nathanson weckt mich mit einem wissenden Lächeln aus diesem Traum. Die Patienten sind angekommen. Mit Einwilligung der Eltern erzählt er uns kurz etwas zur Krankengeschichte jedes einzelnen Kindes.

So richtig konzentrieren kann ich mich nicht. Mein Blick ruht auf einem etwa sechzehnjährigen Mädchen, das zusammengesunken in einem Rollstuhl sitzt. Sie hat leblose Augen, in denen sich dennoch eine grenzenlose Traurigkeit spiegelt. Völlig teilnahmslos kauert sie in ihrem schrecklichen Gefährt. Sie hat ein bildhübsches Gesicht, eine schlanke, feingliedrige Erscheinung, die vor Kummer erstarrt zu sein scheint. Ein Verkehrsunfall, unklare Lähmung ab dem fünften Brustwirbel, weiß Dr. Dave zu berichten, keine Querschnittslähmung.

Donny, der Therapeut, trägt sie behutsam auf die Therapieplattform, die ganze Zeit spricht er mit ihr. Das Mädchen vermittelt ihrer Umgebung ein Gefühl der Distanz. So als wollte sie sagen: »Lass mich in Ruhe, mir kann keiner helfen.« Sie wirkt total verschlossen. Und obwohl sie viel größer ist, fast erwachsen und ihr Krankheitsbild nichts mit Timmys gemeinsam hat, erinnert sie mich in ihrer Entrücktheit doch stark an meinen Sohn.

Ganz vorsichtig bringt Donny ihre Beine an den Rand der Plattform, so dass ihre Füße im Wasser hängen. Wie aus dem Nichts taucht Delphin Dingy vor ihr auf und stupst ganz vorsichtig ihre Füße an, um sogleich mit der ganzen Länge seines schönen Körpers an ihren Füßen entlangzuschwimmen. Delphin-Trainerin Lynn honoriert diese zärtliche Geste mit anerkennenden Streicheleinheiten und natürlich mit einem Fisch.

Dingy scheint das Kommando übernommen zu haben und unternimmt herzerweichende Anstrengungen, um die Aufmerksamkeit des Mädchens auf sich zu lenken. Er spritzt sie nass, »plappert« unaufhörlich, springt vor ihr kunstvoll aus dem Wasser, um gleich darauf wieder zu einem *foot push*, einem Fußkuss, zu erscheinen. Habe ich da gerade ein Lächeln gesehen? Als wenn sie sich selbst bei einer freudigen Regung ertappt hätte, nimmt das Gesicht des Mädchens sofort wieder maskenhafte Züge an.

Und ohne mit diesem Mädchen jemals gesprochen zu haben, bin ich am Ende dieser nur zwanzigminütigen Sitzung überzeugt, dass es ihr gut getan haben muss.

Lange unterhalte ich mich mit einer Therapeutin, die ihren eigenen Sohn behandelt hat. Er wurde mit einem Herzfehler geboren und während der ersten Operation war es zu einem Herzstillstand gekommen. Man hat ihn reanimiert, aber er trug einen schweren Hirnschaden davon. Sein Zustand schien fast aussichtslos, die Ärzte rieten ihr, sich damit abzufinden, dass er lebenslang ein schwerer Pflegefall bleiben würde. Sein Zustand nach der Operation schien ganz dem von Timmy ähnlich gewesen zu sein. »Und was hat er heute noch zurückbehalten?«, will ich natürlich wissen. Er habe noch eine leichte Lernbehinderung, sei sonst aber komplett normal entwickelt. Beinahe hysterisch fange ich an zu lachen, ich weiß jetzt, dass hier genau der richtige Ort für Timmy ist, und sage ihr, dass ich wahrscheinlich permanente Lachanfälle hätte bei dem Gedanken, dass mein Sohn von dieser ganzen Tragödie nur eine leichte Lernbehinderung zurückbehalten würde.

Schweren Herzens verabschiede ich mich nach diesem ersten Tag und verspreche, am nächsten Morgen wiederzukommen. Auf der Rückfahrt nach Miami reden mein Mann und ich nicht viel. Erst als wir zu Hause anrufen und unseren Eltern unsere Eindrücke schildern, können wir über das, was wir erlebt haben, sprechen. Scheinbar empfinden wir beide so etwas wie Glück, zumal daheim wohl alles in Ordnung ist.

Wir machen einen Spaziergang durch Miami Beach und treffen uns an diesem Abend fast zufällig unter der Dusche. Seit langer Zeit schlafe ich glücklich ein. Mein Traum beginnt Wirklichkeit zu werden. Timmy wird mit Delphinen schwimmen und er wird wieder glücklich sein. Da bin ich ganz sicher.

Die Ankunft in Key Largo am nächsten Tag hat fast etwas Vertrautes und auch die Crew begrüßt uns schon wie alte Bekannte. An diesem Morgen erlebe ich das erste kleine Wunder der Delphin-Therapie. Das traurige Mädchen vom Vortag wird von ihrer Tante zum Dock geschoben. Aufrecht sitzt eine strahlend lächelnde junge Frau im Rollstuhl. Ich kann es kaum fassen.

Natürlich kann ich nicht sagen, ob sie jemals wieder gelernt hat, sich allein zu bewegen. Aber ich wüsste zu gerne ihren Namen, um ihr davon zu erzählen, dass sie ihren Teil dazu beitrug, mich von dieser Therapie zu überzeugen. Ich habe mit eigenen Augen gesehen, dass es den Delphinen und den Therapeuten gelungen ist, diesem Mädchen innerhalb nur eines Tages ein unbezahlbares Stück Lebensfreude zurückzugeben. Und das allein ist für mich schon etwas Wunderbares.

Ich suche den Blick meines Mannes. Wir sind uns einig: Gemeinsam müssen wir, so schnell es geht, dafür sorgen, dass Timmy hierher kommt. Koste es, was es wolle!

Dr. Nathanson und sein Team

Wer Dr. David Nathanson das erste Mal in der Nähe eines Therapie-Docks begegnet, fragt ihn erst einmal, wo denn Dr. Nathanson zu finden sei. Denn nichts an seiner Kleidung und an seinem Auftreten lässt vermuten, dass er derjenige ist, der bis heute mehreren tausend Kindern aus über fünfzig Ländern durch die Entwicklung der *Dolphin Human Therapy* den Schritt in ein besseres Leben ermöglicht hat.

Seine Dienstkleidung besteht fast ausschließlich aus Shorts, Hawaiihemd und Turnschuhen. Die durchtrainierten Waden lassen seine sportliche Vergangenheit als Mittelstreckenläufer und Basketballer vermuten. Sein Gesicht ist von der Sonne Floridas meist leicht gerötet. Der Sohn schottischer Einwanderer ist eigentlich überzeugt davon, dass eine britische oder besser gesagt schottische Haut nicht dazu geeignet ist, um sie der Sonne auszusetzen.

Dr. Dave, wie er von allen kurz genannt wird, wurde am 15. Mai 1945 im Sternzeichen Stier in Glasgow geboren. Mit drei Jahren konnte er bereits lesen. Während seiner ganzen Schulzeit war er immer der Jüngste seiner Jahrgangsstufe. Bis zu seinem vierzehnten Lebensjahr interessierte er sich vorwiegend für Basketball, dann wurde er jedoch nach eigenen Aussagen umgekrempelt und bezeichnete fortan »girls« als sein Hobby.

An der Universität schrieb er sich mit kaum sechzehn Jahren ein. Mit einem spitzbübischen Lächeln antwortete er mir auf meine Frage, warum er sich zunächst ausgerechnet für die Studienfächer Englische Literatur und Philosophie entschieden habe: »Weil es in diesen Studiengängen die bestaussehendsten Mädchen gab.« Um sein Studium zu finanzieren, nahm er jeden Job an, der sich ihm bot: Truckfahrer, Fabrikarbeiter und Hamburgerverkäufer. Als Lagerarbeiter wurde er fristlos gekündigt, weil er den ganzen Tag nichts als Unsinn im Kopf hatte.

Nicht gerade zur Freude seines Vaters, einem praktischen Arzt russischer Abstammung, schloss er sich der amerikanischen Bürgerrechtsbewegung an, die für das Wahlrecht der farbigen Bevölkerung in den Südstaaten kämpfte. Auch heute bezeichnet Nathanson sich immer noch gerne als Freund der »underdogs«.

Nach erfolgreich abgeschlossenem Studium wurde er Lehrer. Da er selbst als Kind als außergewöhnlich begabt eingestuft wurde, begann er hochbegabte Kinder zu unterrichten. Parallel arbeitete er nachts an seinem *Master of Science*.

In einem Interview mit dem amerikanischen *People Magazin* hat er später einmal gesagt: »Hochbegabten Kindern, die von der Natur beschenkt sind, noch mehr zu erklären, sei kein ›big deal‹, aber einem Kind, dass noch nie etwas gesagt hat, das Sprechen beizubringen, das ist wirklich ein ›big deal‹.« Wohl deshalb entschloss sich der wissenschaftliche Assistent, noch einmal auf die Universität zurückzukehren und ein Medizinstudium zu beginnen. Bereits 1973, mit gerade mal achtundzwanzig Jahren, wurde er ordentlicher Professor an der Florida International University.

Zwischenzeitlich war Nathanson nicht nur Ehemann, Vater zweier Töchter, sondern Doktor der Kognitiven und der Neuropsychologie geworden und beschäftigte sich an der University of Minnesota vornehmlich mit den Zusammenhängen zwischen Gehirn und Körperfunktionen. Während dieser Zeit fand er heraus, dass kranke Kinder große Probleme mit der Aufmerksamkeit und der Konzentrationsfähigkeit haben. Da Kinder seiner Beobachtung nach Musik, Tiere und Wasser besonders lieben, entstand die abenteuerliche Idee, bei kranken Kindern mit Delphinen zu arbeiten.

Kurz entschlossen fuhr er nach Fort Lauderdale, sprach dort bei *Ocean World* vor und präsentierte seine Idee. »Können Sie mir helfen?« Dr. Dave erzählte mir, dass er die abschließende Frage fast zaghaft stellte, jederzeit darauf gefasst, dass jemand kommen würde, um ihn zu einer eingehenden Untersuchung seines Geisteszustandes in eine Klinik einzuweisen. Die Antwort der Direktoren fiel jedoch anders aus. »Bis 10.30 Uhr können sie mit den Delphinen arbeiten, danach ist das Delphin-Areal wieder für die Öffentlichkeit zugänglich.«

So entstand 1979 die erste Pilotstudie mit vier Kindern in *Ocean World*, Fort Lauderdale. Die Ergebnisse waren beeindruckend. David Nathanson befand sich auf dem richtigen Weg.

Bevor David Nathanson auf den Florida Keys im *Dolphin Research Center* seine Studien fortsetzte, legte er eine sechsjährige Pause ein. In dieser Zeit arbeitete er als psychologischer Gerichtsgutachter für Schwerstkriminelle. 1988 wurde als Ergebnis der Forschungen im *Dolphin Research Center* die erste detaillierte Studie in dem Buch »Clinical and Abnormal Psychology« veröffentlicht.

Da Dr. Dave bis 1994 nur an zwei Tagen in der Woche kranke Kinder behandelt hatte, war die Warteliste für die *Dolphin Human Therapy* auf sieben Jahre angestiegen. Ein unhaltbarer Zustand. Deshalb bat Nathanson Lloyd Borgus, den Besitzer von *Dolphin's Plus*, um Hilfe. Es entstand eine echte Männerfreundschaft und so wurde 1995 zum ersten Mal ein tägliches Programm der *Dolphin Human Therapy* in Zusammenarbeit mit *Dolphin's Plus* in Key Largo gestartet.

David Nathanson hatte es geschafft. Und wie bei allen Vorreitern neuer Therapie- und Forschungsmethoden, bei allen Denkern und Machern, die gegen den Strom schwimmen, wurde sicher auch bei David Nathanson die Frage aufgeworfen, ob er denn nun ein Genie oder völlig wahnsinnig sei. Ich bin sicher, die Geschichte wird sich für Ersteres entscheiden.

Das Team um Dr. Dave setzt sich aus Profis aller Fachrichtungen zusammen. Es sind allesamt herausragende Persönlichkeiten, die eine große Aufgabe vollbringen.

Da ist Marcia McMahon, eine hervorragende Therapeutin, Spezialistin vor allem für autistische Kinder. Sie ist, wie alle anderen Kollegen auch, pure Idealistin, denn reich kann sie mit dem, was sie tut, nicht werden. Marcia ist als Therapeutin eine wunderbare Mischung aus Professionalität und menschlichem Engagement. Mit sehr viel Feingefühl erkennt sie, was für ihre kleinen Patienten wichtig ist. Sie ist eine Verfechterin klassischer Verhaltenstheorien und ihr Wissen über entsprechende Zusammenhänge mischt sie mit einer einzigartigen therapeutischen Intuition. Marcia »knackt« auch die schwierigsten Fälle, die stursten kleinen Dickköpfe und auch so verwöhnten kleinen Prinzen wie Timmy entlockt sie einen erstaunlichen Willen zur Mitarbeit. Alle Familien, die mit ihr Kontakt hatten, konnten mit neuem Wissen über ihr Kind die Heimreise antreten. Und die Kinder vermissen sie.

DeeDee, die mit bürgerlichen Namen Diane Sandeline heißt, ist die Koordinatorin für Volontäre aus aller Welt. Sie war Studentin bei Dr. Nathanson und kam so mit seiner Arbeit in Kontakt. Seit mehr als zehn Jahren arbeitet die ausgebildete Heilpädagogin und Schwimmlehrerin für kranke Kinder mit Dr. Dave zusammen. Die Senior-Therapeutin im Team ist eine lustige Person mit mütterlichen Zügen, Vertrauen erweckend, und manch einer hat sich an ihrer Schulter schon ausgeheult. Ihre mehr als fünfzig Jahre sieht man ihr nicht an. Wenn sie sich mit den Eltern unterhält, weiß sie genau, wovon sie spricht. DeeDee ist vierfache Mutter und ihre jüngste Tochter leidet an einer schlimmen Rückenmarkserkrankung.

Christina Collins ist die Seele des Büros von *Dolphin Human Therapy* in Key Largo. Die genaue Bezeichnung für ihren Job heißt Director of Public Relations. Das trifft die Sache aber nicht wirklich. Die

Halb-Österreicherin, die gut Deutsch spricht, ist eigentlich Mädchen für alles, wenn es darauf ankommt. Sie übersetzt während der Sitzungen, fungiert als Assistentin der Therapeuten, koordiniert, kommuniziert, organisiert, telefoniert, hospitiert, verbindet, vermittelt, versteht.

Das restliche Team wird wechselweise durch Logopäden, Ergo- und Physiotherapeuten verstärkt.

Eine tolle Truppe hat Dr. Dave für »seine« Kinder zusammengestellt. Sie alle arbeiten während der Therapiesaison, also von Februar bis Dezember, rund um die Uhr, Feiertage hin oder her.

Aber was wäre die Crew von *Dolphin Human Therapy* ohne die richtigen »Delphin-Menschen«, nämlich die Trainer? Um es ganz klar zu sagen: Sie wäre ziemlich aufgeschmissen.

Der Mann, um den sich alles dreht, heißt Rudolf. Er kommt aus Deutschland und ist in der Delphin-Welt einer der anerkanntesten Fachleute weltweit. Rudolf ist ein absolutes Phänomen – für die Tiere, aber auch für die Menschen. Seine Delphine lieben ihn. Er ist ihr Alphatier, ihr Herdenführer, ihr Boss, Vater, Mutter, Freund und Gefährte. Und er liebt die Tiere, als wären sie seine Familie. Kaum ein freier Tag, den er sich gönnt, zu sehr ist er mit den Delphinen verbunden. Sie brauchen seine Nähe und er die ihre.

Mit der Verbindung zu anderen Menschen ist es da schon etwas schwieriger. Rudolf gibt sich ungeheure Mühe, die Leute glauben zu lassen, dass er ein grummeliger, stets schlecht gelaunter, wenig gesprächiger

Kauz sei. Damit nur ja keiner an seiner Schale kratzt, geht er Unterhaltungen gern aus dem Weg, und wenn überhaupt, führt er eigentlich am liebsten Streitgespräche.

Zur Beurteilung eines Menschen schickt er erst einmal seine Delphine ins Feld. Wenn die einen Menschen seiner Meinung nach für o. k. befunden haben, kann man Glück haben und auch er lässt diesen Auserwählten näher an sich heran. Wenn man schließlich, trotz vieler knurriger Rückschläge, nicht aufgibt und sein Herz einmal erobert hat, ist er der verlässlichste, integerste und herzlichste Freund, den man sich vorstellen kann.

Das zeigt er den Mitgliedern seiner Crew allerdings höchst selten. Meredith, Mary, Brigitte und Gereth können von seinen Flüchen und übellaunigen Attacken, seinen fachlichen Ausbrüchen und seiner stets kernigen Ausdrucksweise ein Lied singen. Trotzdem zollen sie ihm den höchsten Respekt und bringen ihm bewundernde Zuneigung entgegen. Denn eines wissen sie alle ganz genau: Es war Rudolf, der aus ihnen das gemacht hat, was sie heute sind, nämlich hervorragende Delphin-Trainer mit der nötigen Sensibilität für die Tiere und für die Menschen. Das Erlernen der Fähigkeit, die Delphine während einer Therapiesitzung mit einem kranken Kind in Einklang zu bringen, ist sicher die Hohe Schule des Rudolf Jäckle. Und daran hat niemand auch nur den geringsten Zweifel.

Sie alle, die täglich dafür sorgen, etwas Licht in die triste Welt kranker Kinder aus aller Welt zu bringen, sind außerordentliche Charaktere. Über jeden Einzelnen könnte man tagelang erzählen. Sie sind eine große Familie und ausnahmslos zu meinen Freunden geworden.

Timmys erste Reise zu den Delphinen

Aus Träumen erwächst die Realität.

Gut zehn Monate nach meinem Traum, den ich auf dem fürchterlichen Feldbett in der Universitätsklinik hatte, dieser unglaublich schönen Vision von meinem lachenden glücklichen Kind, traf ich die Vorbereitungen zu unserer ersten gemeinsamen Reise zu Spunky, Duke, Dingy und den anderen Delphinen.

Während dieser abenteuerlichen Vorarbeiten, die mehr dem Auszug der Kinder Israels aus Ägypten glich, verlor ich mich immer wieder in Tagträumen und fragte mich, wie Timmy wohl auf die Tiere und auf das Wasser reagieren würde. Die Vorstellungen blieben verschwommen. Ich wünschte mir so sehnlich – ja, was wünschte ich mir eigentlich?

Ich wünschte mir eine Veränderung, ein untrügliches Zeichen. Ein Zeichen, das für alle sichtbar wäre, auch für die Zweifler, die sich Timmy gegenüber verhielten, als sei er nur ein Stück Fleisch. Jemand, der es ihnen nicht einmal wert war, als Rätsel betrachtet zu werden. Ich wünschte mir ein Zeichen für alle, zu denen wir um Hilfe bettelnd gerannt waren, die Timmy vor einer Untersuchung nicht einmal begrüßten und von denen ich im Nachhinein behaupte, sie hätten es wahrscheinlich nicht einmal bemerkt, wenn ich mein Kind zur Behandlung gar nicht erst mitgebracht hätte.

Ein Zeichen für die, die seine bezaubernde Stimme nicht kannten und die nicht wussten, wie unglaublich es sich anfühlte, wenn sich seine kleinen Ärmchen um meinen Hals schlangen. Die aber auch vergessen hatten, danach zu fragen.

Ja, ich wünschte mir, dass diese verkrampften Ärmchen wieder in der Lage sein würden, meine Schultern zu umfassen. Wünschte mir, dass seine stets zu Fäusten geballten Hände wieder entspannt mein Gesicht erkunden könnten. Wünschte mir einen glücklichen Jungen, der es für wert empfinden würde, dieses beschissene Leben weiterzuleben, der trotz seines Zustandes bereit war zu kämpfen, um wieder glücklich zu werden.

Ganz gewiss hatte ich keine überzogenen Vorstellungen von dem, was die Delphine für Timmy leisten konnten. Ich erwartete nicht, dass er aufstand und seinen viel zu schweren Rollstuhl im Meer versenkte. Und obwohl ich mir seit dem Unfall jeden Morgen wünschte, der Albtraum möge vorbei sein, Timmy würde in seinem Bettchen liegen, mich anstrahlen und so etwas wie »Mami, Tinny schon wach« nuscheln, war mir klar, dass er nicht auf einmal sagen würde: »So, Mami, der Spaß ist vorbei, du warst gar nicht so schlecht.«

Ich wünschte mir nur eine positive Veränderung und wäre sie auch noch so klitzeklein. Und deshalb versuchte ich nach unserer Rückkehr aus Miami trotz der ebenso gespannten wie gedrückten Stimmung in unserem Haus, die Hoffnung nicht zu verlieren.

Es war eine schreckliche Zeit. Der Onkel meines Mannes war gestorben, in einem gesegneten Alter zwar, aber er hatte doch eine große Lücke hinterlassen. Tanti, seine Frau, war verzweifelt, er war ihr Leben gewesen und nun blieb sie allein zurück. Ich konnte nicht einmal zur Beerdigung fahren, Timmys Verfassung war zu bedenklich.

Meine Großmutter war an Speiseröhrenkrebs erkrankt. Meine liebe Oma, der Star meiner Kindertage und der Mensch, dem ich es als erstes erzählt hatte, dass ich mein erstes Baby erwartete. Ich erinnere mich an den Tag, an dem sie mir sagte, dass mit ihr »irgendetwas nicht stimme«, sie habe gar keinen Appetit und würde selbst kleinste Nahrungsmengen gleich wieder erbrechen. Ich riet ihr, sofort zum Arzt zu gehen, und als ihr sonst üblicher Protest ausblieb, wusste ich, dass sie ernstlich krank sein musste.

Während ich dabei war, die Koffer für unsere Amerika-Reise zu packen, dämmerte sie zwischen dem Hier und Dort, zwischen Intensiv- und normaler Station. Das schlechte Gewissen überkam mich zwischendurch immer wieder. Konnte ich sie allein lassen?

Fast jeden Tag saß ich wenigstens für ein paar Minuten an ihrem Bett und sprach mit ihr. Und ohne wirklich zu wissen, ob sie mich verstand, erzählte ich ihr von der bevorstehenden Reise. Davon, wie wichtig diese Exkursion für Timmy war. Wie sehr ich sie liebte und brauchte, wie unfair ich es fand, dass auch sie aufgehört hatte, mit mir zu sprechen, dass sie mich nicht allein lassen könnte und bitte ganz schnell gesund werden müsse. Meine Mutter bestärkte mich, wischte meine Sorgen beiseite. Sie machte mir klar, dass es völlig in Ordnung war, zwei Wochen nach Florida zu fliegen, und dass sie besonders gut auf meine geliebte Großmutter aufpassen würde. Und zu ihrem achtzigsten Geburtstag wollte ich ja wieder zurück sein.

So kam dieser Samstag im Oktober des Jahres 1995, als wir uns wie eine kleine Prozession aufmachten, Timmy, Kira, mein Mann, Jaqui und ich, um Timmys Glück in Florida wieder zu finden. Mit vierzig Kilogramm Übergepäck und einer unbändigen Hoffnung, die noch viel mehr wog.

Dank der liebevollen Betreuung meiner ehemaligen Kollegen gestaltete sich bereits die Abfertigung am Flughafen ganz unproblematisch. Man hatte für »Timmys Glücksreise« gleich zwei Plätze mehr reserviert, so dass es genügend Platz an Bord gab, um unser umfangreiches Handgepäck mit allen Notfallreserven, dem Sauerstoff- und Absauggerät, den Medikamenten und der Spezialnahrung zu verstauen.

Wahrscheinlich halten mich auch heute noch Mitreisende angesichts der riesigen Gepäckmenge für eine Auswanderin, die sogar Waschmaschine und Trockner eincheckt. Um solchen Peinlichkeiten aus dem Weg zu gehen, nutze ich meist den »LTU Late Night-Check In« – um im Schutz der Dunkelheit, am Vorabend des Abflugtages, möglichst unerkannt bis zu fünfundzwanzig Gepäckstücke aufzugeben und dabei die mitleidigen Blicke aller anderen Reisenden auf mich zu ziehen, wenn ich mich mit mindestens zehn Untensilien, die entweder zu groß oder zerbrechlich sind, noch zum Sperrgepäckschalter schleppen muss.

An diesem Samstag begann auch Kiras Karriere als »frequent traveller baby«. Sie war gerade zwanzig Monate alt, ein quirliger Sonnenschein. Es war bereits ihre dritte Flugreise, denn sie war natürlich bei jeder Therapie dabei. Ganz vernünftig und mit der Disziplin einer großen Dame, saß meine kleine Tochter fast elf Stunden auf ihrem mit Pampers gepolsterten Po und beschäftigte sich äußerst fröhlich mit allem erdenklichen Spielzeug. Nicht einmal die lange Wartezeit von insgesamt vier Stunden nach der Landung auf die Einreiseformalitäten, auf das Gepäck, auf den Bus der Autovermietung und schließlich auf den Mietwagen konnten sie aus der Fassung bringen. Während Jaqui und ich schon das Ende unserer Belastbarkeit kommen sahen, blieb Kira immer noch quietschvergnügt. Nach einem Nordatlantikflug machte sie noch lange nicht schlapp. Ich war mächtig stolz auf sie.

Auch Timmy schien zu spüren, dass es sich dieses Mal um eine besondere Reise handelte. Schon als wir beide mit dem Rollstuhl zum Flieger gebracht wurden und er in meinem Arm lag, während ich in diesem ungewöhnlichen Gefährt Platz nahm, fühlte ich seine Anspannung. Aber es war nicht der so vertraute angsterfüllte Zustand, bei dem seine Gliedmaßen sich streckten, seine Atmung unruhig wurde und sein kleines Herz zu jagen anfing. Seine Pulsfrequenz steigerte sich nur wenig. Ich glaubte, eine Mischung aus Erwartung und Aufregung zu spüren. Und so trug ich ihn in meinen Armen von Düsseldorf nach Key Largo. Als wir endlich ankamen, war er völlig erschöpft, ganz blass, und ich machte mir Vorwürfe, ihm diese Strapazen zugemutet zu haben.

Um drei Uhr war die Nacht zu Ende. Bei einer Zeitverschiebung von sechs Stunden hatten die Kinder für ihre Verhältnisse sogar erstaunlich lange geschlafen. Key Largo lag noch in tiefer Dunkelheit, als wir in unserem gemieteten Hotel-Apartment aufwachten. Und so nahmen wir ein erstes Early-morning-Frühstück aus Keksen, Schokolade, Tee und Saft ein. Die Kinder machten beide einen ungläubigen Eindruck. Es war tiefste Nacht, aber ihrem Gefühl nach hätte es längst hell sein müssen. Es war warm, herrlich warm und dabei mussten sie am Tag zuvor in Düsseldorf noch Jacken und Mützen tragen.

Ich war entsetzlich müde. Jedoch empfand ich die nächtliche Hitze und den lauen Wind, der durch das geöffnete Fenster hereinwehte, als wunderbares Elixier, das alle meine Sinne anregte und mir zeigte, dass ich noch viel mehr Leben in mir hatte, als ich manchmal annahm. Wohlig räkelte ich mich auf dem Bett und hatte für einen Moment sogar den Wunsch, mit meinem Mann zu schlafen.

Timmy nickte nach dem Frühstück wieder ein. Das beruhigte mich und zeigte mir, dass sich meine ausgeglichene Grundstimmung auf ihn übertrug. Kira spielte selig auf dem Fußboden und die vertrauten, von zu Hause mitgebrachten Siebensachen gaben ihr wohl das Gefühl, dass alles seine Ordnung hatte.

Als die Sonne aufging, bot sich uns ein atemberaubender Blick auf die Bay. Ich fühlte mich völlig entspannt. In geübter Manier verstaute ich meist mit Timmy auf dem Arm unseren Hausstand. Unseren ersten Nachmittag verbrachten wir am Pool. Der kleine Initiator unserer Reise genoss die Wärme. Wie ein

Schwamm das Wasser, so saugte er die Sonnenstrahlen auf. Ein Versuch, ihn allein auf die Sonnenliege zu legen, schlug jedoch fehl, er bekam sofort Angst, wurde ganz steif und beruhigte sich erst wieder in meinem Arm, als ich ihm ganz leise etwas vorsang. Kira eroberte mit ihren Schwimmflügelchen den Pool und war am Abend herrlich erschöpft.

Am nächsten Morgen entbrannte eine ungeheure Hektik. Alle waren total nervös und bis wir endlich im Auto saßen, um zum Therapiezentrum zu fahren, hätte jeder von uns mindestens zweimal komplett ausrasten können, schon allein, weil es in unserem Apartment nur ein Bad mit einer Toilette gab und sich die Koordination unter Zeitdruck doch etwas schwierig gestaltete.

Die nervöse Anspannung wich einem Gefühl freudiger Erwartung, als Dr. Nathanson uns bei *Dolphin's Plus* begrüßte. Die überschwänglich herzliche Art, mit der er auf Timmy zuging, war wohltuend verglichen mit manchen Erfahrungen, die wir in ähnlichen Situationen in Deutschland gemacht hatten. »Hey Tim, how are you, boy. I bet we make friends!« Hey, Timmy, wie geht es dir, Junge. Ich wette, wir werden Freunde. Auch Kira bedachte er mit einem liebevollen Willkommensgruß. »And who are you, young lady? You must be Kira, right? Welcome to Key Largo.« Und wer bist du, junge Dame? Du musst Kira sein, richtig? Willkommen in Key Largo.

Interessiert hörte er von Jaqui, dass sie aus Irland kam und uns als Krankenschwester unterstützte. Meinen Mann und mich umarmte Dr. Dave, als wären wir bereits alte Freunde. »Good to see you again, how was your trip?« Schön, euch wieder zu sehen, wie war die Reise?

Ein großes Hallo begann. Alle Therapeuten wurden uns vorgestellt, die Sekretärin, die Delphin-Trainer, die Betreuer für die Geschwisterkinder der kleinen Patienten. Und obwohl gemeinsam mit Timmy noch drei weitere schwerstkranke Kinder an diesem Montagmorgen ihre Therapie begannen, war die Stimmung herzlich, ja fast ausgelassen. Wie die Ameisen liefen alle durcheinander, aber es war eine einnehmende Geschäftigkeit, die sogar beruhigend wirkte.

Natürlich habe ich von all den Namen, die ich hörte, am ersten Tag nur die Allerwichtigsten behalten. Dr. Dave natürlich, Lou Ellen, Timmys Therapeutin, eine hübsche junge Frau mit blonden Engelslocken, Marcia, damals Lou Ellens Assistentin, und Elisabeth, ein lustiger amerikanischer Twen, die dafür zuständig war, dass die Geschwister der kleinen Patienten während der Sitzungen nicht nur beaufsichtigt wurden, sondern auch viel Spaß hatten. Das ermöglichte den Eltern, ohne Sorge oder Ablenkung dem Therapiegeschehen folgen zu können.

Timmy wurde von Lou Ellen, Marcia, Jaqui und mir für die erste Sitzung auf dem Dock vorbereitet. Da mussten Schwimmwesten anprobiert und Gürtel umgeschnallt werden. Was war die beste Schwimmhilfe für ihn, was behinderte ihn am wenigsten, passte am besten und konnte am bequemsten angezogen werden? Denn durch die starke Spastik in seinem ganzen Körper gestaltete sich das An- und Ausziehen immer als Problem. Die Therapeuten entschieden sich für etwas, das aussah wie ein Badeanzug mit Luftkammern, ein sehr eigentümliches blaues Teil. Lou Ellen bedeutete mir, dass sie Timmy zum Dock tragen wolle. Mit einem lächelnden Kopfschütteln machte ich ihr klar, dass eine liebevolle Begrüßungszeremonie, wie sie sie Timmy hatte zuteil werden lassen, noch nicht ausreichte, um mir mein Kind abzunehmen. Womöglich würde er blau anlaufen, weil er wieder einmal vor lauter Angst das Atmen vergaß. Als ich begriff, dass ich Timmy wohl kaum auf meinem Arm durch eine Therapiesitzung tragen konnte, wurde mir schlagartig übel. Daran hatte ich überhaupt nicht gedacht. Dr. Dave erlaubte zwar ausnahmsweise meine Anwesenheit während der Therapie am Dock, aber wie sollte es am nächsten Tag weitergehen? Bei allen vorangegangenen Therapien hatte ich wie eine Adlermutter die Schwingen über mein Junges ausgebreitet, jederzeit zum Eingreifen bereit. Ich war nicht dazu zu bewegen, meine Hand – die Verbindung zwischen uns, die immer irgendein Körperteil von Timmy berührte – von ihm zu nehmen. Nur ganz wenigen Menschen wie zum Beispiel Barbara Schweitzer oder Frau Weitemeier hatte ich Timmy bisher allein überlassen können, weil ich wusste, dass er ihnen vertraute und keine Angst verspürte. Nun sah ich eine Zerreißprobe auf uns beide zukommen und mir war nicht ganz klar, für wen sie schwieriger werden würde, für meinen Sohn oder für mich.

Ebenso liebevoll wie bestimmt nahm die Delphin-Therapeutin mir am Dock mein Kind aus dem Arm. Ihr Blick sagte mir: »Mach dir keine Sorgen, ich werde gut auf ihn aufpassen.« Und in der Tat, für Timmy völlig untypisch, ließ er sich von dem melodischen Klang ihrer Stimme einweben, in dieser für ihn noch recht ungewohnten Sprache schienen ihm ihr Streicheln und ihr Singsang doch zu sagen, dass er nichts Unangenehmes zu befürchten hatte, sondern in guten, erfahrenen und liebevollen Händen war.

Natürlich war er nicht richtig entspannt, aber auf eine eigentümliche Weise schienen ihn die beruhigenden Schwingungen, die von der ganzen Szenerie ausgingen, zumindest insofern zu berühren, dass er recht ruhig atmete und augenscheinlich erwartungsvoll der neuen Situation entgegensah. Das beruhigte mich und ich war sicher, dass er das, was ich ihm erzählt hatte über die Delphine, die Therapie und wie wichtig diese Erfahrung für ihn sein würde, tatsächlich aufgenommen hatte.

Ich selbst war weit davon entfernt, locker zu sein. Alle Fasern meines Körpers standen unter Strom und mit den Augen eines Habichts verfolgte ich jede von Timmys Bewegungen. Ich beobachtete das faszinierende Spiel der Delphine, dieser an Schönheit kaum zu überbietenden Tiere. Mit einer rührenden Attitüde versuchte Dingy, eine Delphin-Dame, Timmys Aufmerksamkeit auf sich zu ziehen. Ob sie seine Seele an diesem Tag der ersten Begegnung erreichte, vermag ich nicht zu sagen, eine sichtbare Reaktion auf ihr schönes Spiel sah ich nicht. Sie zog mich mehr in ihren Bann als Timmy und fast egoistisch ließ ich mich darauf ein, mit ihr in stummem Blickkontakt zu kommunizieren und ihr dafür zu danken, dass sie da war und sich so sehr um Timmy bemühte. Und dass sie mir etwas gab, was ich bis heute nicht in Worte fassen kann.

Lou Ellen und Marcia tasteten sich langsam an Timmy heran. Spielerisch versuchten sie herauszufinden, wo er sich befand, ob er sie verstehen konnte und wie sie die Mauer, die zwischen ihm und dem Rest der Welt lag, überwinden konnten. Sie merkten recht schnell, dass die Barriere fast unüberwindbar war, doch es machte den Anschein, als würde sie diese Einsicht nur noch mehr motivieren, alle ihre Fähigkeiten einzusetzen, um Timmy aus seiner Isolation zu befreien.

Ich dachte an Meike Weitemeier, die mich als Einzige aus der Riege der Profis zu dieser Reise ermutigt und nicht nur belächelt hatte. Bei unserem ersten Besuch in Hamburg hatte sie mir gesagt, Timmy gleiche einem Engel. Auch wenn sich Therapeuten eigentlich davor hüten müssten, sich bestimmten Kindern besonders zuzuwenden, könne sich doch niemand davon frei sprechen: »Und so wird es Ihnen mit Timmy ergehen. Er wird viele Menschen in seinen Bann ziehen. Und diejenigen, die das zulassen, werden ihr Bestes geben. Für ihn.«

Die beiden amerikanischen Therapeutinnen waren offenkundig auch gerade dabei, sich in Timmy zu verlieben. Ihr Spiel mit ihm hatte etwas Selbstverständliches, etwas fast Alltägliches. Sie sprachen mit ihm, als wären sie alte Freunde, und – was noch viel wichtiger war – sie gingen mit ihm um, als wäre er ein völlig gesundes Kind.

Doch bei aller Anstrengung blieb Timmy völlig teilnahmslos. Er zeigte kein Interesse an den verschiedenen Spielsachen, wollte weder die Rassel, noch den Ring, noch den Ball eines Blickes würdigen, geschweige denn sich seiner schwimmenden Therapeutin Dingy zuwenden.

Die erste Sitzung, die *orientation session*, ging schnell vorbei und erschien mir andererseits doch fast so lang wie mein ganzes Leben, gemessen an all den Gedanken, die durch meinen Kopf rasten, hin- und hergerissen zwischen Glück, Verzweiflung, Magie und Erwartung.

Die ersten beiden Tage der Therapie verliefen recht unspektakulär, es gab keine nennenswerten Veränderungen. Timmy hatte allerdings – und das war schon einigermaßen erstaunlich – überhaupt keine Probleme damit, sich von meinem Arm in die Obhut von Lou Ellen und Marcia zu begeben. Ohne darüber diskutieren zu müssen, bekam ich weiterhin die Sondergenehmigung, während der Therapie am Dock bleiben zu dürfen.

Am dritten Tag war es dann Zeit für eine erste mütterliche Intervention zum Ablauf der Sitzungen. Ich hatte mit mir gekämpft, wollte die motivierte und positive Stimmung nicht verderben. Jedoch hatte sich mehr und mehr das Gefühl breit gemacht, dass ich Timmy schließlich nicht zum Rasselhören, Formenbetasten oder Liedchensingen nach Amerika gebracht hatte, sondern einzig und allein, um ihm die Begegnung mit den Delphinen zu ermöglichen. Der eigentliche Kontakt mit den Tieren schien mir bislang aber noch nicht den richtigen Stellenwert einzunehmen.

Dass sich hinter der Arbeit der Delphin-Therapeuten ein klares therapeutisches Konzept verbarg, war mir zu diesem Zeitpunkt erstens nicht klar und zweitens auch völlig egal. Ich wollte mein Kind im Wasser sehen, wollte, dass Dr. Delphin sich seiner annahm. Den Rest, so dachte ich, hätten wir ebenso gut auch zu Hause erledigen können.

Es war erstaunlich, dass Dr. Nathanson nicht gleich an die Decke ging, als ich mein Anliegen vorbrachte. Schließlich war ich doch gerade dabei, das von ihm in jahrelanger Forschungsarbeit erstellte Konzept schlichtweg infrage zu stellen. Nicht auszudenken, was passiert wäre, hätte ich mich Ärzten in Deutschland gegenüber so verhalten. Und Dr. Dave?

Er hörte sich mit seiner leicht schief sitzenden Baseballkappe auf dem Kopf mehr als gelassen meine Einwände an, dass wir Timmy auf die Art und Weise sicher nicht erreichen könnten, dass die *foot pushes* des Delphins nicht wirklich das wären, was ich unter Delphin-Therapie verstünde, und dass sich die Therapeuten zwar wunderbar verhielten, ich aber das Kommando lieber den Delphinen überlassen wollte. Er antwortete nur: »Wir werden es ausprobieren, vielleicht hast du ja Recht.« Als wenn mein Traum Regie geführt hätte, verbrachte Timmy am vierten Tag fast vierzig Minuten im Wasser.

Lou Ellen wurde zu Timmys lebender Schwimmhilfe. Aus mir unerfindlichen Erwägungen heraus hatte Dr. Dave Timmy nach der zweiten Sitzung Spunky anstelle von Dingy als schwimmende Therapeutin zugedacht, eine weitere Delphin-Dame, die ihrem dreizehn Monate alten Sohn Duke während der Sitzungen gleich beibrachte, was ein guter Therapie-Delphin so alles können muss.

Duke erinnerte mich in seiner ganzen Art an Timmy, als er noch gesund war. Er war ein kleiner Schelm: »Hey, das kann ich auch, lass mich mal, ich will mitspielen.« Oft musste Spunky ihn liebevoll zurechtweisen, wenn er zu frech wurde, und Meredith, die bildhübsche kubanische Delphin-Trainerin, hatte alle Hände voll zu tun, diesen kleinen Schlingel davon abzuhalten, die ganze Sitzung mit seinen Streichen durcheinander zu wirbeln.

Vom Dock aus warf Marcia Bälle und Ringe ins Wasser, um Timmys Aufmerksamkeit zu erlangen, aber das interessierte ihn nicht. Selig ließ er sich im Arm von Lou durch das Wasser gleiten, gezogen von seiner neuen silbernen Freundin Spunky, begleitet von einem drolligen Spielgefährten namens Duke.

Sichtlich erleichtert, vom warmen Salzwasser getragen, erlaubte Timmy es ohne Protest, dass Spunky ihn an seinem Fuß durch das Wasser schob, und manchmal glaubte ich, ein Lächeln über sein Gesicht huschen zu sehen. Spunky beobachtete ihn ununterbrochen. Sie hatte bei jeder Aktion immer ein Auge auf Timmy gerichtet, damit ihr keine seiner Regungen entging.

Mittlerweile gestatteten mir die Atmosphäre im Zentrum, die Stimmung während der Sitzungen und die Sonne, für kurze Momente die Seele baumeln lassen. Kira war selig und hatte eigentlich nur ein Problem, nämlich dass sie selbst nicht so nah bei den Delphinen sein durfte. Timmy ging es für seine momentanen Verhältnisse gut.

Manchmal frage ich mich, für wen der Aufenthalt in Key Largo wichtiger war, für Timmy oder für mich? Es tat mir so gut zu sehen, dass er sich zumindest nicht verkrampfte. Auch wenn bisher noch keine bahnbrechende Veränderung seines Zustands zu erkennen war, spürte ich, dass er etwas von dem aufnahm, was die Delphine zu geben imstande waren. Kraft, Energie, Gefühl, Schwingung – all das, was für uns nicht greifbar ist.

Und dann passierte das erste aus einer Reihe von vielen tausend kleinen Wundern auf Timmys Reise mit den Delphinen in eine bessere Welt. Auf einmal gegen Ende der üblichen vierzig Minuten, mein Sohn war gerade im Wasser und Spunky stupste sein Füßchen, um ihn sanft anzuschieben, lachte Timmy laut. Er lachte, er lachte wirklich, ganz wahrhaftig, er lachte, lachte ganz laut, und quietschte vor Vergnügen.

Sein Lachen war noch nicht verstummt, da heulte ich auch schon los, lief weg vom Dock, ich weiß nicht, warum, und rannte und heulte und heulte. Fand mich an der Brust eines wildfremden Mannes wieder, dem Vater eines kranken walisischen Mädchens, der mich gar nicht beruhigen wollte. Während er mich an sich gedrückt hielt, murmelte er, der ebenfalls gesehen hatte, was passiert war, nur immer wieder: »Wahnsinn, Wahnsinn, wie weit müssen wir reisen, um solche Momente zu erleben. Wahnsinn.«

Er hat gelacht, er ist wieder da, Timmy ist wieder da, er hat wirklich gelacht. Ich konnte es nicht fassen. Er hat gelacht. Er hat ganz, ganz wirklich gelacht. Er ist glücklich, er hat Spaß, er weiß, dass er noch lebt, er ist da, er hat gelacht.

Jaqui, die erst drei Wochen bei uns war, hatte glasige Augen. Kira war ganz verstört und wusste nicht, warum ich auf einmal weinte. »Mami ist so glücklich, Püppi, Mami ist so unendlich glücklich, Timmy hat gelacht, er ist wieder da, dein Bruder ist wieder da.« Ganz ernst hat sie mich angeschaut, sie hat alles verstanden, vielleicht nicht richtig, aber sie lief zum ersten Mal nach der Therapie sofort zu Timmy und küsste ihn. Und er hat dabei gelächelt.

Ich wurde zum Wanderpokal, lag in den Armen aller Anwesenden und heulte immer weiter. Alle drückten mich, fremde Menschen, Eltern, Therapeuten, Kinder, Helfer, Trainer. Die es selbst gehört und gesehen hatten, heulten mit mir, die anderen sagten nur immer wieder: »Unglaublich, ein Wunder…« Lou Ellen, Marcia und ich lagen uns in den Armen, auch Lou weinte, Marcia wischte sich verstohlen die Augen. Sie alle rannten zwischen Timmy und mir hin und her. »Good boy«, »unbelievable«, unglaublich, ein Wunder.

Ja, das war es, es war ein Wunder. Spunky hatte Timmy nach genau einem Jahr, vier Monaten und acht Tagen aus seinem Wachkoma befreit.

Endlich konnte ich Timmy in die Arme nehmen, er war völlig erschöpft, seine Augen waren geschlossen. Ich drückte ihn, so fest es ging, an mich, hätte ihn vor Glück erdrücken mögen, heulte schon wieder und flüsterte ihm ins Ohr, wie glücklich ich war, wie stolz auf ihn, wie stark er sei und wie unendlich schön es sei, dass es ihn gab. Zum ersten Mal seit fast eineinhalb Jahren fühlte sich sein kleiner Körper weich an. Es war der Tag, an dem Michael kam.

Mein Mann tat mir Leid, als ich ihm am Abend erzählte, was passiert war. Er war an diesem Nachmittag zum Flughafen gefahren, um unseren Freund abzuholen, der geschäftlich in Florida zu tun hatte und uns bei der Gelegenheit besuchen wollte. Mein Mann schien sehr traurig, dass er diesen wunderbaren Moment nicht hatte erleben können. »Papi, Mami weinen«, sagte Kira sehr nachdrücklich. Das belastete sie wohl doch, obwohl ich ihr erzählt hatte, dass Erwachsene manchmal auch vor Glück weinen. Ich habe es immer vermieden, meine kleine Tochter mit meinen oft düsteren Emotionen zu konfrontieren und mich davor gehütet, ihr meine meist heimlich geweinten Tränen zu zeigen.

Ich rief zu Hause an. Alle sollten davon erfahren. Meine Mutter machte nicht gerade einen euphorischen Eindruck. Ich war irre enttäuscht. Als wir vier Tage später erneut ein unerfreuliches Telefonat hatten, blökte ich sie einfach an. »Ich bin am anderen Ende der Welt, hörst du, es war richtig, ihn nach Florida zu bringen. Timmy hat den Schritt zurück in unsere Welt geschafft, Mami. Ich bin wirklich so was Ähnliches wie glücklich, kannst du mir nicht einmal das Gefühl geben, dass du dich mit mir freust, dass du dich für Timmy freust?«

Seltsam tonlos bedauerte sie, dass ich einen solchen Eindruck gewonnen hätte, sie freue sich, sei aber sehr müde. Blöde Kuh, dachte ich bei mir. Und wischte das Gespräch beiseite. Um nichts in der Welt wollte ich mir dieses Glücksgefühl von irgendjemandem nehmen lassen.

Timmy machte von nun an bei jeder Sitzung Fortschritte, winzige Wimpernschläge zwar, aber doch erkennbar. Am therapiefreien Wochenende konnten wir ihn zum ersten Mal seit seinem Unfall allein hinlegen. Er öffnete die Händchen und sah sich mit großen Augen die Welt an. Richtig verlassen fühlte ich mich auf einmal ohne meinen siamesischen Zwilling auf dem Arm, der nun ganz friedlich und mit einem entspannten Gesichtsausdruck auf einer ganz normalen Sonnenliege am Pool des Marriott Hotels in Key Largo lag.

Nach einer Woche musste mein Mann zurückfliegen und ließ uns allein. Dringende Geschäfte. Was, lieber Gott, musste noch passieren, um ihm klar zu machen, dass es Situationen gibt, in denen auch der wichtigste Termin zur Bedeutungslosigkeit verkommt. In denen der Zusammenhalt, das Füreinander-da-Sein das Wichtigste auf der Welt ist. Ich wusste es nicht.

Dabei hatte sich doch der liebe Gott wirklich große Mühe gegeben und sich für alle, die am Unglückstag dabei waren und nun lauthals ihren Schmerz zu Markte trugen, eine ganz besondere Botschaft ausgedacht. Aber keiner hatte sie verstanden. Keiner hatte begriffen, dass Timmy ihnen die Möglichkeit zum Wandel gegeben hatte.

Auch wenn ich mich mit Gott auf Kriegsfuß befand, weil er versucht hatte, mir meinen Sohn zu nehmen, so begriff ich doch ziemlich früh, dass hinter diesem Unglück eine Aufgabe stand. Und ich war entschlossen, diese Herausforderung trotzig zu akzeptieren, und wollte mir auf keinen Fall mein Kind wegnehmen lassen. Denn das war nicht das Ende, es war der Anfang eines neuen, eines anderen Lebens.

Der Abschied von meinem Mann am Flughafen fiel mir schwer. Ich wollte nicht ohne ihn sein, nahm ihm auch übel, dass er nicht die Kraft hatte, sich gegen die

Pflichten durchzusetzen. Er hätte einfach sagen können, meine Familie braucht mich jetzt. Es gibt nichts Wichtigeres, als hier bei meiner Frau, meiner Tochter und vor allem bei meinem Sohn zu bleiben. Aber er ging. Vielleicht empfand ich es deshalb nur als gerecht, dass ich es war, die Timmys Lachen hatte hören dürfen.

Mit dem Flugzeug, das meinen Mann zurück nach Deutschland brachte, kam Barbara Schweitzer nach Florida. Sie war es, die ein halbes Jahr zuvor einen winzig kleinen Zeitungsauschnitt über die Delphin-Therapie und damit die Anschrift von Dr. Dave entdeckt hatte. Bevor ich ihr überhaupt richtig Guten Tag gesagt hatte, sprudelte es aus mir heraus. »Er hat gelacht, ich sage es Ihnen, Barbara, er hat wirklich laut gelacht. Ach übrigens, ich bin Kiki, lass uns doch du sagen. Was soll ich dir sagen, ich glaube es ja selbst kaum. Er hat ganz laut gelacht.«

Unser kleines Apartment glich nun mehr dem Nachtlager von Granada. Timmy residierte bei mir im »großen Bett«, Kira, Jaqui und Barbara teilten sich das zweite Schlafzimmer, Michael schlief auf der Couch. Zum ersten Mal in seinem Leben war ihm etwas anderes wichtiger als seine Arbeit. Diese Erkenntnis verdankte er meiner Tochter. Wir wollten uns nach der Therapie zu einer gemütlichen Stunde am Swimmingpool des Hotels aufmachen. Michael hatte lautstark proklamiert, dass er dringend zu arbeiten hätte, einhundert Faxe lesen, mit Deutschland und Japan telefonieren. Kira sah ihn nur an und sagte: »Micha Swimmingpool, bitte!« Aus, vorbei, der Manager überlegte gar nicht mehr, nahm Kiras Hand und marschierte mit ihr nach unten. Barbara und Jaqui kommentierten diesen Akt mit einem viel sagenden Schmunzeln.

Kira hatte den großen Mann um den Finger gewickelt und gemeinsam mit ihrem Bruder seine Prioritätenliste umgestellt. Nach zwei Tagen erklärte das einzige, erwachsene männliche Mitglied unserer kleinen WG jeden Abend, dass er ja eigentlich am nächsten Tag nach Deutschland fliegen müsse. Aber auch er war gefangen von den Geschehnissen rund um Timmy und die Delphine und spürte wahrscheinlich instinktiv, wie dankbar ich ihm für seine Anwesenheit war. Also stahl er sich die Zeit mit uns so lange, bis es wirklich nicht mehr anders ging.

Es hatte etwas von einer Kommune. Die Stimmung war fast ausgelassen. Wir wurden innerhalb kürzester Zeit zu einer eingeschworenen Gemeinschaft. Keiner verspürte Lust, am Abend die Hütte zu verlassen. Von mir hatten die drei anderen »Großen« einen Freibrief. Ich blieb gerne bei den »Kleinen«, brauchte keinen Babysitter, mir fehlte nichts. Aber keiner ging. Und so saßen wir manchmal noch abends in Badeshorts auf dem Balkon, kochten zusammen und tranken das eine oder andere Fläschchen Wein. Wir sprachen eigentlich über nichts anderes als über Timmy, der zwar immer noch nicht durchschlief und mich Nacht für Nacht auf Trab hielt, der aber von Tag zu Tag ausgeglichener wurde. Ja, er hatte uns alle gut im Griff. Er war der Dreh- und Angelpunkt aller Pläne, aller Aktivitäten und Unterhaltungen.

An einem dieser Abende, als wir zum hundertsten Mal darüber sprachen, warum wir eigentlich alle in

Amerika waren, und mich das Glücksgefühl wieder einmal übermannte, warf ich in die Runde: »Eigentlich müsste jedes Kind, das sich, aus welchen Gründen auch immer, nicht altersgerecht entwickelt, eine solche Therapie machen!« Allgemeine Zustimmung. »Aber«, fuhr ich fort, »wer kann schon mal eben so zwanzigtausend Mark aus dem Ärmel schütteln, um für sein Kind eine zweiwöchige Delphin-Therapie zu bezahlen. Irgendjemand müsste eine Organisation gründen, die dafür sorgt, dass möglichst alle kranken Kinder diese Therapie erleben können.« Zustimmendes Nicken.

»Du hast Recht, Kiki, und wenn einer diese Organisation ins Leben rufen kann, wirst das wohl du sein.« Das war Michaels Überzeugung.

Die Zeit danach

Sicher brauche ich nicht zu betonen, dass wir Amerika, Key Largo, Dr. Dave, Lou Ellen, Marcia, Meredith und natürlich die Delphine sehr schweren Herzens verlassen haben.

Es war mehr als ein Abschied. Timmy hatte sich so positiv verändert, er war braun gebrannt, entspannt und glücklich. Seine Händchen blieben geöffnet, er verkrampfte sich viel weniger. Durch ein kleines Fenster schien er in unsere Welt zu blicken und das Schönste war, dass ihm gefiel, was er sah. Denn immerhin blieb sein Verstand weiter bei uns, seine Augen beobachteten uns, wenn auch nur für Bruchteile von Sekunden. Es war offensichtlich, dass er wieder fühlte, wie angenehm es war, wenn ich sein Gesicht streichelte, ein Ritual aus Babyzeiten, das ich mir völlig hatte abgewöhnen müssen, weil sich Timmys Gesicht bei jeder Berührung seiner Wange vor Schmerz verzerrte. Endlich konnte er diese Zuwendung wieder genießen und das war Balsam für unsere beiden Seelen.

Wahrscheinlich würden Außenstehende mich für verrückt erklären, wenn ich sage, es hätten sich einschneidende Veränderungen im Gesundheitszustand meines Kindes ereignet. Timmy hatte nicht gesprochen, er lief nicht, er aß nicht allein, er war immer noch in jeder Hinsicht auf unsere Hilfe angewiesen. Aber er hatte gelacht, laut gelacht. Seine Gesichtszüge hatten sich entspannt und es ging ihm einfach wesentlich besser. Ich hatte gewonnen. Timmy hatte gewonnen. Wir hatten den richtigen Weg gewählt.

Unser Abschied aus Florida war nichts anderes als ein Versprechen. Das Versprechen, so schnell wie möglich wieder zurückzukommen. In Key Largo würde Timmy weitere Entwicklungsschritte machen und vielleicht sogar eines Tages wieder ganz gesund werden. Die Hoffnung, mit der wir losgeflogen waren, wurde nicht enttäuscht.

Ich selbst war süchtig nach Delphin-Therapie. Mehr, ich wollte mehr. Mehr für Timmy, mehr davon für uns alle. In meinen Gedanken plante ich bereits die nächste Reise, um mir selbst den Abschied zu erleichtern.

Kurz vor der Landung in Düsseldorf meldete der Kapitän das aktuelle Wetter: zwei Grad und Regen!

Wie schrecklich. Deutschland im November. Deprimierend schon für Menschen, die sonst keine Probleme haben. Mir aber graute es regelrecht und ich machte mir vor allen Dingen Sorgen, wie Timmy auf die Umstellung reagieren würde und ob Zeitverschiebung und Klimawechsel die wunderbaren Fortschritte in seinem Gesundheitszustand nicht gleich über den Haufen werfen würden.

Noch im Zollbereich rief ich Michael an. »Sei nicht traurig, behalte die Sonne aus Florida und die schönen Erinnerungen in dir, dann wird es schon nicht so schlimm«, sagte er am Telefon und klang dabei seltsam bedrückt.

Nachdem wir den Zoll passiert hatten, entdeckte ich meine Mutter. Sie sah schrecklich aus und war schwarz gekleidet. Ich nahm sie in meine Arme, wir drückten uns unendlich lange, weinten gemeinsam. Sie brauchte nichts zu sagen. Ich wusste es. Meine Großmutter war gestorben.

Ich konnte meine Gefühle nicht ordnen, fühlte mich auf einmal unendlich traurig, dabei war doch gerade erst das Licht am Ende dieses langen Tunnels angegangen. Warum denn nur, warum? Reichte es denn nicht langsam, war es nicht genug? Hatte ich nicht das Recht, dieses positive Gefühl etwas länger ausleben zu dürfen? Musste ich schon wieder einen Schlag ins Kreuz bekommen?

Es war so gemein. Ich fühlte mich wie ein Kind. Schlecht behandelt vom Leben, vom Schicksal oder wie immer man das alles nennen wollte. Ich wollte meine Oma wiederhaben, und Timmy sollte gefälligst gesund sein und mein Mann nicht so distanziert und die Sonne sollte scheinen und wer bitte hat eigentlich gesagt, dass ich unbedingt erwachsen werden muss. Mir war kalt.

Nur half der Trotz nicht. Auch dieses Mal war es kein böser Traum, sondern die nackte Realität, der ich mich stellen musste. Ich schämte mich so. Meine Großmutter hatte im Sterben gelegen, als ich mit meiner Mutter telefonierte und als ich sie in so schroffem Ton angefahren hatte, war sie bereits nicht mehr da. Gemeinsam hatte meine Familie beschlossen, mir nichts zu sagen, denn sie waren sicher, dass ich sofort gepackt hätte und nach Hause geflogen wäre. Sie wollten, dass Timmy seine Therapie zu Ende bringt, und den Erfolg nicht durch die schreckliche Nachricht gefährden.

Doch damals wusste ich nicht wirklich, ob ich dankbar sein sollte oder nicht. Meine Großmutter war unwiederbringlich gegangen und ich hätte sie vor ihrem Tod so gerne noch einmal gesehen. Wahrscheinlich war es richtig so, denn es ging schließlich um Tim. Es ging um sein Leben, um sein Fortkommen und um seine Rückkehr in unsere Welt. Und so kam ich zu dem Schluss, dass der Familienrat wohl richtig entschieden hatte.

Der Tag ihrer Beerdigung war zugleich der Tag ihres achtzigsten Geburtstages. Ich wusste gar nicht, dass ich noch so bitterlich zu weinen imstande war. Die salbungsvollen Worte irgendwelcher Trauergäste gingen mir auf die Nerven. »Wahrscheinlich war es besser so, sie hat doch sehr gelitten, war ja auch ein gesegnetes Alter«, und so weiter. Wenn ein geliebter Mensch geht, ist es immer zu früh, egal wie alt er geworden ist.

Meine Verfassung war entsetzlich und deshalb hatte ich Angst, meine Niedergeschlagenheit könnte sich auf Timmy übertragen. Das Band zwischen uns war so fest, dass sich meine Stimmungen immer auf ihn übertrugen. Doch das Wunder ging weiter.

Timmy blieb stabil. Mit einer ungeheuren Sensibilität und Liebe stellte sich Barbara auf die Veränderungen seines Zustandes ein und trug so dazu bei, dass Timmy auch im eisigen Deutschland nichts von seiner Ausgeglichenheit verlor.

Auch Barbara entwickelte sich weiter. In kürzester Zeit wurde sie zu einer begnadeten Therapeutin – und das nicht nur für Timmy. In Key Largo hatte auch sie etwas erfahren, das die Grenzen des Erlernbaren bei weitem überschritt. Bald tat Timmy für Barbara Dinge, die er für keinen anderen tat, und manches Mal sagten wir: »Na dann tu es halt für Babala.« Das war der Name, den Kira ihr zugedacht hatte und der sich bis heute gehalten hat.

Neben all den schönen Erinnerungen aus Key Largo brachten wir aber noch etwas Wichtiges mit. Wie hatte Michael gesagt: »Wenn einer diese Organisation ins Leben rufen kann, wirst das wohl du sein.« Und mit diesen Worten war die Idee zur Gründung von *dolphin aid e.V.* geboren.

In den folgenden Wochen musste ich allerdings erst einmal alles über Vereine lernen. Was braucht man in Deutschland zur Gründung eines eingetragenen Vereins? Sieben Gründungsmitglieder, eine Satzung, die Eintragung im Vereinsregister des ortsansässigen Amtsgerichts und dann kann es losgehen. Wenn man um Spenden bitten will, braucht man noch eine Steuerbegünstigung vom Finanzamt. Wird erledigt.

Aber zuerst mal die sieben Gründungsmitglieder. Wer konnte das sein? Natürlich Michael, mit gehangen, mit gefangen, dann ich selbst, blieben noch fünf. Christian Broden, mein Assistent aus Agenturzeiten, war dabei.

Dann rief ich meine Freundin Biggi an, die eigentlich Birgit Lechtermann heißt, Fernsehmoderatorin ist und Kindersendungen gemacht hat. Sie war sofort von der Idee begeistert, zumal sie selbst nach unserer Rückkehr aus Amerika die Veränderungen bei Timmy bemerkt hatte. Damit das Ganze in der Familie bleibt, wurde ihr Mann, Willy Knupp, Gründungsmitglied Nummer fünf. Ganz schnell noch mit Thomas und Akki gesprochen, Dr. und Dr. Schierl, Medienwissenschaftler und Zahnarzt, auch sie waren sofort mit im Boot. Am Computer ein Logo entworfen und noch eben kurz eine Gründungsversammlung organisiert.

Eine Freundin von Michael ist Juristin und musste nun die Satzung erstellen, die nach Wochen mühevoller Kleinstarbeit und einer abschließenden Sitzung der Vereinsmitglieder zum Amtsgericht wanderte.

Zum Start des neuen Vereins übersetzte ich erst einmal das Informationsmaterial von Dr. Nathanson vom Englischen ins Deutsche. Die neue Organisation war angetreten, um laut Satzung die Förderung der Delphin-Therapie zu betreiben und Eltern erkrankter Kinder nicht nur umfassend zu beraten, sondern betroffenen Familien wenn nötig auch finanziell unter die Arme zu greifen.

Gemeinsam formulierten wir die Ziele und brachten alles zu Papier. Nun hatte *dolphin aid* sein Informationsmaterial, doch das musste erst einmal gedruckt werden. Der Besitzer einer Bochumer Druckerei, der mit mir zu Agenturzeiten gute Geschäfte gemacht hatte, wurde zur Fertigung der Geschäftsausstattung und der Broschüren verdonnert. Er kannte die Hintergründe und half gerne. Bis heute hat er nicht einmal eine Spendenbescheinigung für den Honorarverzicht haben wollen.

Das letzte Wort hatte das Finanzamt und als schließlich der steuerliche Freistellungsbescheid erging und die Gemeinnützigkeit von *dolphin aid* anerkannt wurde, konnten wir in allen Bereichen durchstarten.

In der Zwischenzeit hatte sich der Zustand von »Mr. *dolphin aid*«, Timmy, weiterhin verbessert. Jeden Tag ein kleines Wunder.

Er begann, Laute von sich zu geben. Er aß besser. Seine Grundstimmung war prächtig. Das unmutige Knatschen, das uns zu früheren Zeiten spätestens um fünf Uhr nachmittags beten ließ, der Tag möge zu Ende gehen, war wie verflogen. Seine Spastik war zwar immer noch vorhanden, aber Timmy konnte zwischenzeitlich besser sitzen und seine Aufmerksamkeit wesentlich länger auf eine Sache, eine Übung oder einen Ablauf richten. Er erstaunte uns täglich mit winzigen Schritten. Die Delphine, allen voran Spunky und Duke, hatten ihm den Weg zurück in ein besseres Leben geebnet.

Vergessen die Stunden, in denen er sich vor Schmerzen wand, in denen sein kleiner Körper von unsichtbaren Mächten verdreht wurde und er sich in lautem Stöhnen verlor. In denen er nach dem Genuss von vier Löffeln Nahrung acht wieder schwallartig erbrach. Und in denen die Angst vor der Ernährung durch eine Sonde unser ständiger Begleiter war. In der Erinnerung wirkt diese Zeit heute für mich ganz unwirklich. Als hätte ich das alles nicht erlebt.

Und wenn ich krampfhaft versuche, mich zu erinnern, muss ich feststellen, dass diese Form des Vergessens eine Gnade ist. Ganz sicher könnte ich das alles nicht noch einmal durchstehen. Könnte nicht noch einmal die Ungewissheit ertragen, dass Timmy uns vielleicht jeden Tag hätte verlassen können.

Spunky, ein besonderer Delphin

Martin Schata hatte Timmy aus dem Tal des Todes befreit und ihn dazu gebracht, weiterzuleben. Doch Spunky holte Timmy wirklich in unsere Welt zurück und erlöste ihn aus einem Teil seiner Isolation. Deshalb empfinde ich für sie genauso viel Dankbarkeit und Liebe wie für seinen eigentlichen Lebensretter. Sie wird für mich immer etwas Besonderes bleiben. Wie lebt man aber die Beziehung zu einer Freundin, mit der man kein Glas Wein, kein Tässchen Kaffee trinken und schon gar keine Zigarette rauchen kann?

Was Spunky und mich verbindet, ist die höchste Form der Kommunikation, nämlich die ohne Worte. Unsere Beziehung ist nie ausgeglichen. Sie versteht mich viel besser als ich sie. Ich kann ihr nichts vormachen, denn sie hat die Gabe, mich zu durchschauen. Selbst mit sorgfältigstem Make-up erkennt sie meine wahren Stimmungen. Ihr durchdringender Blick sucht fortwährend nach den tiefsten Tiefen meiner Seele. Und sie findet sie immer. Unzählige Botschaften, kleine Hinweise, große Erleuchtungen und wunderbare Empfindungen habe ich im Laufe der Jahre in ihrer Gegenwart und durch sie erfahren. Und ich habe meine Tränen wieder gefunden. Durch bloßes Dasitzen und bei ihr sein. »Ganz recht, meine

Liebe, du bist eigentlich die bessere Mutter für Timmy«, habe ich ihr oft gesagt. Sie erkennt sofort, wenn er ein Problem hat. Ich brauche dazu länger als sie. Sie weiß einfach, wenn mit Timmy etwas nicht stimmt, und niemand braucht es ihr zu sagen.

Wenn ich an sie denke, fallen mir so viele schöne Erlebnisse ein. In erster Linie natürlich dieser Donnerstag in Key Largo, als sie Tim zum Lachen brachte und ihn damit wieder erweckte. Der Anfang eines neuen Lebens. Aber sie beeindruckt mich immer wieder, bei jeder neuen Begegnung. Ich erinnere mich an viele Begebenheiten, bei denen klar wurde, dass Spunky durchaus willens und in der Lage war, die Regie bei der Therapie zu übernehmen. Nach einer Operation an Timmys rechter Hüfte zum Beispiel war er an den Beinen, vor allem am rechten, ungeheuer empfindlich. Was ihm früher Spaß gemacht hatte, bereitete ihm zu dieser Zeit einfach Schmerzen.

Die Therapie-Delphine in Key Largo zeichnen sich in erster Linie dadurch aus, dass man ihnen beigebracht hat, was sie während einer Sitzung nicht tun sollen. Um die Kinder nicht zu erschrecken, lernen die klugen Meeres-Therapeuten, sich den kleinen Patienten nicht von hinten zu nähern.

Als Spunky feststellte, dass sie Timmy bei einer Berührung an seinem Fuß Schmerzen zufügen würde, drehte sie das Spiel im wahrsten Sinne des Wortes um. Sie stupste Timmy am Rücken, liebkoste seinen Nacken und schob ihn dann ganz sanft durchs Wasser. Dabei waren ihre Augen stets auf den Boss, ihre Trainerin Meredith, gerichtet, um herauszufinden, ob es Ärger geben würde, wenn sie sich so eigenmächtig über die Regeln hinwegsetzte. Meredith, die sonst absolut schlagfertig ist und auch für ihre Delphine immer den passenden, coolen Spruch parat hat, war genauso gerührt wie alle anderen Beobachter. Sie ließ Spunky gewähren in der Gewissheit, dass diese außergewöhnliche Delphin-Dame wusste, was sie tat.

Sie war oft die Mutter, die für Timmy mehr tun konnte als ich. Denn während dieser Therapiezeit wurden die Beschwerden, die er nach der Operation hatte, dank Dr. Spunky gelindert.

Als ich das erste Mal die Möglichkeit hatte, selbst zu Spunky ins Wasser zu steigen, lange Zeit nach Timmys erster Therapie, empfand ich ein so unbeschreibliches Gefühl, dass ich den Rest der Welt hätte vergessen können. Ich fühlte mich fast schwerelos, als hätte mir dieser Delphin für die Winzigkeit eines Augenblicks all meine Sorgen genommen und die Leichtigkeit des Seins bewiesen. Sie zog mich durch das Wasser und führte mich in einen Zustand, der mit nichts auf der Welt zu vergleichen ist und süchtig macht. Ich spielte mit ihr, wie ich als Kind gespielt hatte, und sie lehrte mich, wieder aus vollem Herzen zu lachen.

Wie sagt man Danke zu einer Freundin, die sich keine Blumen in die Vase stellt und den Duft von Chanel N° 5 eher als unangenehm empfindet? Nur mit dem Herzen. Spunky ist die Freundin, die nie fragt, was sie bekommt. Sie gibt einfach.

Sie gibt ihre Freundschaft auch Kira. Meine Tochter schwamm bereits im zarten Alter von drei Jahren allein mit Spunky und Duke, in einem Urvertrauen zu diesen riesigen Spielgefährten. Oft hat Spunky sie einfach mitgenommen hinaus in ihr Reich und wollte sie fast nicht wieder zu uns zurückbringen. Die Delphine haben Kira als ein Delphin-Kind adoptiert. Und das ist sie mit Leib und Seele.

In besonderer Erinnerung geblieben ist mir eine filmreife Episode zwischen Spunky und Michael. Er kam völlig überarbeitet, mit Jetlag, gereizt und wahrlich nicht als Bereicherung für unseren kleinen Familienverbund nach Key Largo. Ich erinnere mich genau, es war Thanksgiving und wir waren bei *Dolphin's Plus* praktisch allein. Ich bat meinen Freund Rudolf, den deutschen Cheftrainer, Michael doch einfach zu Spunky ins Wasser zu werfen, bevor ich mit ihm etwas weniger Schönes anstellen würde.

Michael lamentierte, dass er dazu keine Lust habe, nichts zum Duschen dabei habe, und überhaupt. Nach etwa einer halben Stunde hatte Spunky das fertig gebracht, was sonst in Kuren für gestresste Manager nicht in vier Wochen passiert. Michael war wie ausgewechselt. Seine Augen strahlten und er hatte beste Laune.

Wer immer mich danach fragt, wie sich die Begegnung mit Delphinen aufs Gemüt auswirkt, muss sich diese Geschichte anhören. Denn wenn es möglich ist, vernunftorientierte Männer innerhalb von dreißig Minuten in einen anderen Gemütszustand zu versetzen, ohne ihnen die Möglichkeit zu geben, das, was sie erlebt haben, durch rationale Argumente herunterzuspielen, liegt es doch eigentlich klar auf der Hand, welches Potential in dieser Therapie steckt.

Wann immer Menschen, die mir nahe stehen, nach Florida kommen, um sich einmal persönlich anzusehen, wofür ich denn Einladungen ausschlage, Feste absage, meine Freizeit und mein Privatleben opfere, stelle ich ihnen zuerst Spunky und ihren Sohn Duke vor. Keiner, der ihnen je begegnet ist, hat mir danach die gleichen Fragen gestellt wie vorher.

Ich habe bei fremden, völlig gesunden Menschen Reaktionen beobachtet, die mich fesselten oder auch wissend schmunzeln ließen. Frauen, die hemmungslos weinend aus dem Wasser stiegen und die scheinbar völlig grundlos auf einmal ganz extreme Gefühle zeigten. Machos, die sich nach einem Date mit Spunky offensichtlich in gefühlvolle und nette Männer verwandelten.

Aufgrund der tollen Erfahrungen, die wir mit den Delphinen und der Therapie gemacht hatten, versuchten Tim, Kira und ich trotz der hohen Kosten – pro Therapieaufenthalt rund zwanzigtausend Mark –, in regelmäßigen Abständen nach Florida zu fahren. Als mein Mann sich zum ersten Mal nach drei Jahren zu einem Kurzbesuch bei uns in Florida anmeldete, hatte ich ein ziemlich mulmiges Gefühl. Ich wollte schon den Kindern zuliebe nicht, dass sein Besuch zu Spannungen führte und wünschte mir einfach eine schöne Zeit.

Leider konnte ich weder seine Stimmungslage noch seine Intentionen im Vorfeld einschätzen. So plante ich für den ersten Tag seines Aufenthalts einen gemeinsamen Besuch bei *Dolphin's Cove*, einem neuen Therapiezentrum, in dem Spunky nun zuhause war. Ich war sicher, dass sie die beste Verbündete sein würde, die ich mir wünschen konnte. Ihr brauchte ich nicht einmal in einem nächtlichen Telefonat erklären, wie sie meinen Mann positiv beeinflussen konnte, oder ihr erzählen, warum ich Angst hatte. Wie immer war auf sie Verlass: Er kam aus dem Wasser und für einen Moment glaubte ich, den Mann zu sehen, in den ich mich einmal verliebt hatte.

Er war glücklich und gelöst, hatte dieses spitzbübische Grinsen auf seinem Gesicht, das ich bei ihm so besonders gemocht hatte, wie ein kleiner Junge, der etwas ganz besonders Tolles erlebt hatte. Danach verbrachten wir ein paar wirklich schöne und harmonische Tage miteinander.

Immer, wenn es mir besonders schlecht geht, denke ich an Spunky. An das, was sie für mein Kind getan hat. Daran, wie glücklich ich bin, dass es sie gibt. Und wann immer es geht, schwimme ich mit ihr, manchmal nur ein paar Minuten. Und dann ist es so, als hätte jemand einen leeren Akku aufgeladen.

Der ganz normale Wahnsinn

Nach Timmys Unfall versuchte ich noch eine Weile in einem ziemlichen Kraftakt, meine Agentur weiterzuführen. Unser Leben war darauf ausgerichtet, beruflich möglichst erfolgreich zu sein. Wir waren finanzielle Verpflichtungen eingegangen, schließlich verdienten wir beide gut. Doch instinktiv wusste ich bereits Ende des Unglücksjahres 1994, dass ich die Mehrfachbelastung auf Dauer nicht durchstehen würde.

Mit der Sponsoring-Agentur hatte ich meine Passion für den Motorsport zum Beruf gemacht. Damit wollte ich vor allem meine langfristige berufliche Veränderung vorbereiten und eine echte Alternative zu meiner geliebten Fliegerei schaffen, von der ich nicht eine Minute missen möchte. Die Beispiele der gestrandeten Flugbegleiter, die irgendwann den Versuch unternommen hatten, in ein geregeltes Leben zurückzukehren und einen ganz normalen Acht-Stunden-Job zu übernehmen, sind unzählig. Vor einem solchen Werdegang wollte ich mich hüten und gründete deshalb die Agentur »Sponsoring Consulting« – mit dem Ziel, meine Einsatzpläne zum Wohle meiner Familie eines Tages selbst zu schreiben.

Mit einer riesigen Portion Glück konnte ich in dieser Branche, eigentlich eine Männerdomäne, schon recht bald in der oberen Liga spielen. Und gerade deshalb waren meine Kunden und Partner es gewohnt, dass ich stets mit zweihundertprozentigem Einsatz meinen Verpflichtungen nachkam. Trotz Haus, Hof, Mann und Kindern war das zunächst auch kein Problem.

Zu den meist an Wochenenden stattfindenden Rennveranstaltungen reisten wir immer in voller Truppenstärke, mit Wohnmobil, dem »Timmymobil«, so dass ich trotz der vielen Termine stets in der Lage war, meine mütterlichen Schwingen auszubreiten.

Es war von Anfang an klar, dass ich nie die Frau sein würde, die sich mit Feststellung der Schwangerschaft nur noch um Windeln und Fläschchen kümmerte. Zwar war ich mit Leib und Seele Mutter, aber ich war es auch meinen Kindern schuldig, keinen Hausfrauenfrust zu entwickeln.

Als ich nach Timmys Unfall laut über meine Zukunft nachdachte, auch darüber, die Agentur zu schließen, um mich nur noch um Kira und Timmy zu kümmern, quittierte mein Mann diese Überlegungen mit einem lapidaren: »Wie stellst du dir das vor?«

Erst mehr als ein Jahr später, nach dem Ende unserer Ehe, war ich in der Lage, diesbezüglich meine eigenen Entscheidungen zu treffen. In der Zwischenzeit bewegte ich mich – von meiner Umwelt unbemerkt – täglich am Rande eines Nervenzusammenbruchs.

Mein normales Tagespensum war etwa so ausgerichtet, dass halbwegs normale Menschen dafür wahrscheinlich eine Woche eingeplant hätten. Ich lief nicht nur auf höchster Drehzahl, ich überdrehte den Motor permanent. Und trotzdem hatte ich jeden Abend das Gefühl, nicht genug geleistet zu haben.

Meine Ehe ging auf grässliche Weise in die Brüche. Und um die Frage, ob denn Timmys Unfall der Grund für unsere Trennung gewesen sei, direkt zu beantworten: Nein, das war er nicht. Ich kann noch nicht einmal behaupten, mein Mann hätte mich verlassen.

Die Erklärung ist eigentlich recht einfach. Unsere Beziehung war schon vor Kiras Geburt nicht mehr wirklich in Ordnung. Wir haben versäumt, uns gemeinsam zu entwickeln, aufeinander zuzugehen und den anderen zu verstehen. Wir sind einfach auseinandergedriftet. Und ein Unglück wie das, was uns beiden mit unserem Sohn widerfahren ist, bringt zwei Menschen unweigerlich an die Grenzen ihrer Belastbarkeit. Man hat keine Chance mehr, einfach alles unter den Teppich zu kehren, denn die Missstände werden zu offensichtlich. Und als wir nicht mehr nur verbal aufeinander losgingen, um unsere Verzweiflung über Timmy und uns selbst irgendwie zu kompensieren, musste ich mich entscheiden. Sollte ich womöglich den letzten Rest meiner Kraft auf dem Schlachtfeld meiner Ehe lassen, sie an einen Mann verlieren, den ich zwar immer noch liebte, der mir aber offensichtlich das, was ich dringend an Unterstützung, Wärme und Zuwendung brauchte, nicht geben konnte?

Ich entschied mich für meine Kinder, um aus Kira ein glückliches kleines Mädchen werden zu lassen und Timmy jede nur mögliche Förderung zu gewähren. Ich hatte einen ziemlich steinigen Weg gewählt. Das wurde mir bald klar. Und auch wenn mich die Pfade meines neuen Lebens an Orte führten, deren Existenz ich bis dahin nicht kannte, bin ich heute noch von der

Richtigkeit meiner Entscheidung überzeugt. Weder der Gang zum Sozialamt noch der Weg zum Pfandhaus, keine Diskriminierung, keine üble Nachrede und auch nicht die verlorenen Freunde haben mich jemals von meinen Zielen abbringen können.

Die Kraft, die ich aus der Liebe zu meinen Kindern schöpfen kann, überragt letztlich auch die entwürdigendsten Erlebnisse. Ich habe diese furchtbare Zeit mit den täglichen Attacken auf mein Nervenkostüm und meine Gefühlswelt nicht nur erhobenen Hauptes, sondern mit der Treue zu mir selbst durchlebt. Und die Erkenntnis, wie wertlos alles wird, wenn man über Timmy nachdenkt, hat mir einen Grad persönlicher Freiheit beschert, von dem ich nie angenommen hatte, ihn jemals erreichen zu können.

Denn was soll mich heute noch umwerfen? Ein krankes Kind? Habe ich. Eine Trennung? Kenne ich schon. Meinen Schmuck verkaufen? Ist nicht mehr viel da. Das Sozialamt? Da war ich schon. Pfandhaus? Ist am Bahnhof. Krankheit? Müsste dringend zum Arzt. Kein Geld? Ist ein Dauerzustand. Menschliche Enttäuschungen? Reicht mir schon.

Zugegeben, wenn ich geahnt hätte, in welchen Bahnen mein Leben durch die vermeintliche Verwirklichung meines Lebenstraumes – Mann, Ehe, Kinder, heile Welt, Haus, Familie, Gartenzaunidylle – verlaufen wäre, ganz sicher wäre ich ganz schnell gerannt …

Dann wären mir die wirklich tiefen Wunden wahrscheinlich erspart geblieben. Dieser grenzenlose Schmerz, der immer da ist, ganz tief drinnen, der mir manchmal den Mut zum Leben raubt und meinen Atem stocken lässt.

Doch nichts geschieht zufällig. So gab es also im Dezember 1995 *dolphin aid*. Ganz blauäugig gegründet, mit dem Wunsch zu helfen. Ganz klein, Stein auf Stein. Und plötzlich brach eine Lawine los. Ein erster Bericht erschien im »Kölner Express«. Daraufhin rief Sat 1 an, Margarete Schreinemakers bat mich als Gast in ihre Sendung. Was dann passierte, kann man nicht beschreiben. In völliger Naivität hatte ich meine private Telefonnummer herausgegeben. Das Telefon stand nicht mehr still. *dolphin aid* war gestartet, ziemlich nachhaltig und steil.

Obwohl es meine Sponsoring-Agentur zwischenzeitlich nicht mehr gab, ackerte ich trotzdem wieder jede nur mögliche freie Minute, bis zu sechzehn Stunden, oft bis in den frühen Morgen und vor allem in den Zeiten, die ich nach Meinung meiner Mutter besser zur Erholung nützen sollte. Ich folgte einem inneren Zwang, wahrscheinlich geleitet von der Besessenheit, dem für mich völlig sinnlosen Schicksal meines Sohnes einen tieferen Sinn zu entlocken.

Und wieder geschah damals ein kleines Wunder. Durch die vielen hundert Gespräche mit anderen Eltern lernte ich, dass ich bei weitem nicht das ärmste Schwein auf dieser Erde war. Es gab Schicksale, die mich zu Tränen rührten, von denen ich sicher bin, dass ich sie nicht hätte bewältigen können. Sichere Todesurteile für Kinder – und ihre Eltern wurden dazu verdammt, diesem Siechtum hilflos zuzusehen.

Da saß ich also am Telefon für *dolphin aid* und hörte zu, spürte, wie sich die Menschen am anderen Ende der Leitung entspannten, sich fallen ließen in unsere Unterhaltung. Und auf einmal war ich es, die

Mut machte. Timmy hatte sich für mich eine besondere Methode zur Bewältigung meines eigenen Traumas ausgedacht. Er hatte mich durch seine Entwicklung und insbesondere durch seinen Besuch bei den Delphinen dazu befähigt, das zu tun, was ich am allermeisten selbst vermisst hatte. Zuhören, trösten, beraten, helfen, einfach für andere da sein.

Die Gespräche hallten alle nach und gaben mir die Energie für das nächste und auch das übernächste. Kein Telefonat war kürzer als eine Stunde. Binnen weniger Wochen konnte ich die Flut von Anfragen nicht mehr bewältigen. Kaum war ich für zwei Stunden mit Timmy zur Therapie, war meine Mailbox voll, der Anrufbeantworter zu Hause ebenfalls.

Viele Hilfe suchenden Eltern werden sich noch daran erinnern, dass mein erster Rückruf sie zu fast nachtschlafender Zeit erreichte und ich mich permanent entschuldigen musste, dass ich es wagte, wildfremde Menschen so kurz vor Mitternacht anzurufen. Alle hatten großes Verständnis für meine skurrilen Bürozeiten, wenn ich ihnen erklärte, dass Timmy gerade erst eingeschlafen war und dass ich jederzeit das Gespräch unterbrechen könnte, um nach ihm zu sehen. Einige habe ich mit dem Hörer am Ohr in das Kinderzimmer geschleppt, wenn von dort Hilfelaute kamen.

Ich brauchte dringend Hilfe, denn da meine Aktivitäten für *dolphin aid* nicht zu Lasten der Kinder gehen durften, arbeitete ich vornehmlich nachts, was meinen gesundheitlichen Gesamtzustand nicht unbedingt verbesserte. Mein permanentes Schlafdefizit hinterließ bereits tiefe Furchen in meinem Gesicht.

Täglich wartete ich darauf, dass jemand zu mir sagte: »Mensch, Frau Kuhnert, für Anfang fünfzig haben Sie sich wirklich gut gehalten.«

Der größte Unterschied zu meiner früheren Arbeit lag klar auf der Hand: Ich schrieb keine Rechnungen mehr für das, was ich tat. Viel später sagte ein netter Kundenbetreuer bei meiner Bank einmal: »Frau Kuhnert, Ihr karitatives Engagement in Ehren, aber meinen Sie nicht, Sie müssten mal langsam wieder etwas für Geld tun?« Wahrscheinlich konnte er sich nicht vorstellen, dass ein durchschnittlich intelligenter Mensch angesichts solcher Kontostände noch ruhig schlafen kann. Doch er hatte letzten Endes immer wieder Verständnis. Ohne ihn wäre ich wahrscheinlich bei dem Versuch, die nächste Delphin-Therapie zu bezahlen, schon zehnmal gescheitert. Er hat über einen sehr langen Zeitraum dafür gesorgt, dass ich beim Einsatz meiner Eurocheque-Karte nicht gleich als potentieller Bankräuber verhaftet wurde.

Die erste von *dolphin aid* organisierte Reisegruppe mit acht Kindern startete im Oktober 1996 nach Miami. Reiseleiter, Sponsorenbeschaffer, Spendenbettler, Seelsorger, Ratgeber und Dolmetscher war freilich ich in Personalunion. Meine eigenen Kinder durften natürlich auch nicht fehlen.

Bereits zu dieser ersten Truppe gehörte ein Kind, dessen gesamte Therapie- und Reisekosten von *dolphin aid* übernommen wurden. Ich rief deswegen meinen Freund Ulli in Essen an und sagte ihm, dass es da eine Familie mit einem kranken Kind gäbe. Die Mutter sei allein erziehend und habe noch drei Kinder, sie alle lebten in einer kleinen Wohnung und und und. Und so wurde Ulli, der ein großes Herz hat, zum ersten großen Spender für *dolphin aid*.

Natürlich hatte ich im Vorfeld mit meinem alten Freund und Kollegen Karl Hermann Hansen von der LTU-Pressestelle Kontakt aufgenommen und ihn für die eine oder andere Familie um Freitickets nach Miami gebeten.

»Ehrensache«, antwortete er damals und sprach gleich mit seinem Chef. Aus »ein paar Tickets für eine Familie« wurden ziemlich viele Tickets für acht Familien und die Leute von LTU versprachen, auch weiterhin auf dem kleinen Dienstweg zu helfen.

Die Pressestelle organisierte einen separaten Check-In-Counter für uns. Wir hatten vereinbart, dass alle Teilnehmer mit einem Sonderbus zur Maschine gebracht würden. In Begleitung eines Fernsehteams und einer Fotografencrew flogen wir schließlich angenehm umsorgt nach Miami.

Bei der Autovermietung holten wir elf reservierte Mietwagen ab und fuhren schließlich im Konvoi in Richtung Key Largo. Abenteuerreisen von Anfang an, das hätte unser Slogan sein können.

Alle Familien der ersten Stunde haben in den letzten Jahren die Therapie mit ihren Kindern bereits wiederholt. Denn ausnahmslos alle Kinder hatten während ihrer ersten Behandlung durch Dr. Delphin herausragende Fortschritte gemacht. Der kleine Dariusz, zum Beispiel, fing sogar an zu laufen.

Die Mutter von Lukas, Maria Börner, die heute zu meinen besten Freundinnen gehört, kam irgendwann mit Tränen in den Augen zum Pool. »Er hat mich angeguckt, er hat mir richtig in die Augen gesehen, zum ersten Mal!«

Bernhard, der aufgrund einer Spastik in seinem ganzen Leben noch nie den rechten Arm eingesetzt hat, kam nach der Therapie aus dem Wasser, ging zur Dusche und bediente sie mit rechts!

Es gab so viele bewegende Momente, dass wir recht häufig die Taschentücher auspacken mussten. Oft habe ich Timmy am Abend in die Arme genommen und ihm gesagt: »Hey, das bist du, das hast du gemacht. Du hast dafür gesorgt, dass heute so viele Menschen gelacht und geweint haben, weil sie einfach glücklich sind.« Er hat mich dann sehr sanft angeschaut und zaghaft gelächelt.

Jeden Tag ein kleines Wunder.

dolphin aid *und seine Helfer*

Auf der Suche nach einem Pfarrer, der meinen Mann und mich kirchlich trauen würde – schließlich war ich noch nicht einmal getauft –, begegneten wir Matthias Heimer. Seine weltoffene Art und sein rhetorisches und schauspielerisches Talent fesselten jeden Zuhörer derart, dass er seine Predigten durchweg vor vollem oder gar überfülltem Haus hielt. Selbst meine atheistische Familie, der sich beim Gedanken an einen Kirchgang fast der Magen umdrehte, war total begeistert von diesem Herrn auf dem Predigerstuhl, der so plastisch und energiegeladen vortrug, dass man Angst haben musste, er würde mit der gesamten Kanzel zu Boden gehen.

Von Anfang an führten wir in einer Art Seelenverwandtschaft sehr tiefgründige Gespräche. Ich kann mir kein Thema vorstellen, zu dem er nichts zu sagen hätte. Matthias Heimer ist ein Kosmopolit, in Athen aufgewachsen, perfekt in Griechisch und in anderen Sprachen, ein Seelsorger, der dieser Bezeichnung noch gerecht wird, ein fantastischer Zuhörer und sensibler Berater.

Selbstverständlich hielten wir nach der Hochzeit den Kontakt zueinander aufrecht und es bedurfte keiner Frage, wo unsere Kinder getauft werden sollten.

Zunächst Timmy und dann, zwei Jahre später, natürlich auch Kira.

Matthias Heimer war noch am Tag des Unfalls bei uns auf der Intensivstation. Niemand weiß mehr genau, wer ihn damals benachrichtigte. Auch wenn er mir nicht im Entferntesten helfen konnte, so war es doch die Geste, die zählte. Wir wurden Freunde.

Oft habe ich in Stunden tiefster Verzweiflung mit ihm geredet. Über das Warum. Darauf gab es keine Antwort, das wussten wir beide. Über Gott natürlich. Über den Weg, den unser Leben nimmt, haben wir philosophiert, und ob man in derartige Schicksalsschläge nicht nur hineininterpretiert, dass eine Aufgabe daraus erwachsen sollte, nur damit es einfacher wird.

Deshalb lag es nahe, eben diesen Matthias Heimer zu bitten, mich bei *dolphin aid* zu unterstützen. Und wieder einmal hatte ich Glück.

Schließlich bestand der aktiv für *dolphin aid* arbeitende Teil aus Michael, Matthias und mir. Aber das, so wurde uns dreien schnell klar, würde nicht reichen. Wir brauchten mindestens einen Arzt, einen Steuerberater, einen Physiotherapeuten, einen Juristen, einen Psychologen, einen Reisemanager, einen Koordinator für Volontäre, eine Schreibkraft, einen Sozialpädagogen, einen Medienbeauftragten, einen Pressesprecher. Wir brauchten Sponsoren, Spender, Mäzene und vor allen Dingen eine ganze Meute helfender Hände.

Die Medien liebten uns von Anfang an. Wahrscheinlich war es die Kombination aus selbst betroffener

Mutter und Charity-Lady an der Spitze unserer kleinen Organisation, die uns zuweilen mehr Medienpräsenz einbrachte als manchen großen etablierten Hilfsorganisationen.

Dankbar nahmen wir jede nur mögliche Hilfe der Pressevertreter an. Sie waren unser Sprachrohr und anfangs die einzige Möglichkeit, die Welt darauf aufmerksam zu machen, dass *dolphin aid* überhaupt existierte. Auch heute noch gibt es kaum eine Veröffentlichung über die Delphin-Therapie, in der nicht ein Spendenaufruf für *dolphin aid* zu finden ist. Nach unzähligen Talkshow-Terminen grüßte mich die Kassiererin meiner Aldi-Filiale mit den Worten: »Ich habe Sie gestern im Fernsehen gesehen.«

Unsere Mediendokumentation wuchs vom Schnellhefter zum Leitz-Ordner. Das größte Kompliment für *dolphin aid* war, dass es immer mehr wirklich fundierte Berichte gab, in denen man vor allem spüren konnte, dass die Autoren sich selbst von dem Thema gefangen nehmen ließen. So schafften wir es immerhin bis auf die Medizinseite der »Welt am Sonntag«.

Nach einem Radio-Interview rief mich ein sehr netter Zuhörer an und sagte, ich hätte sogar einen Haufen ziemlich abgeklärter Werbefachleute dazu gebracht, für einen Moment innezuhalten und zuzuhören. Sie wüssten gerne, was sie für *dolphin aid* tun könnten. Aus diesem Telefonat entstand eine neue Ära für unsere Hilfsorganisation und eine sehr respektvolle Freundschaft zu dem Anrufer und seiner netten Frau.

dolphin aid bekam ein neues Logo, einen sehr professionellen Auftritt, wir haben gebrieft, gemeetet, geredet, sondiert, abgelehnt und abgesegnet. Schrecklich viele Helfer waren damit beschäftigt zu entwerfen, zu layouten, zu lithografieren, zu drucken und so weiter und so fort. Alles, was wir bis heute an Informationsmaterial verschickt haben, vom Layout bis zur Fertigstellung, von der Idee über den Text bis hin zu den Bildern, ist eine Spende. Jede Visitenkarte, jedes Foto, jeder Briefumschlag, den wir verwenden, entstammt der großzügigen Gabe irgendeines netten Menschen, um uns auf die Füße zu helfen.

In dieser Anfangszeit rieten uns viele Menschen, dass wir bessere Strukturen bräuchten, eine Qualitätskontrolle, ein engmaschigeres Netzwerk. Das war uns selbst klar, aber bitte, wie sollten drei einsame Kämpfer, die ehrenamtlich kaum in der Lage waren, das angeforderte Informationsmaterial zu verschicken, auch noch Strukturen verbessern? Schon die Einstellung einer Sekräterin hätte bedeutet, dass drei Kinder weniger pro Jahr die heilsame Begegnung mit Delphinen erlebten.

Wir waren Gefangene unserer eigenen Idee, und ich mochte mich schon selbst nicht mehr sagen hören »im Moment bin ich ziemlich im Stress«, weil dieser Moment nun schon ein paar Jahre anhielt und sich bis heute nichts geändert hat. Obwohl das jedem von uns beizeiten klar war, haben wir immer weitergemacht. Motiviert durch die Kinder, die zurückkamen und die Schilderungen ihrer glücklichen Eltern.

Als die Berge unerledigter Arbeit jedoch ins Unermessliche wuchsen, mussten wir etwas unternehmen. Und so entstand *dolphin aid* in der Form, wie der Verein auch heute noch existiert.

Im Laufe der Zeit konnten wir alle Posten, von denen wir geträumt hatten, besetzen. Timmy hat wirklich engagierte und besondere Menschen zusammengebracht – eine hochkarätige Besetzung, auf die mancher Unternehmer neidisch schielen würde.

Sechzehn Vollmitglieder hat der Verein mittlerweile. Woran sich nicht wirklich etwas geändert hat, ist das tatsächliche Kräfteverhältnis zwischen den hauptsächlich und den eher nebenbei Tätigen. Noch immer wird das von Timmy kreierte Feld von einigen wenigen Arbeitstieren beackert und die warten auch immer noch täglich auf bessere, sprich ruhigere Zeiten. Unser Arbeitspensum ist schon beachtlich. Mittlerweile gibt es eine Assistentin des Vorstands, Frau Rauh, für die Geschäftsstelle Düsseldorf, die als Einzige Geld bekommt für das, was sie tut. Sie entpuppt sich täglich als wahre Bereicherung und versetzt mich tatsächlich in die Lage, die täglich anfallenden administrativen Arbeiten vor Ablauf eines Jahres zu erledigen.

In Wuppertal wirbelt Claudia Ossenschmidt als Leiterin des dortigen Büros und gleichzeitig als Chefin unserer internen Reisekoordination herum. Sie ist eine Frau der frühen Stunde und hat mir persönlich bereits lange vor ihrem Eintritt in den Verein geholfen, »unsere Familien« zu verschiffen. Die Eltern und Kinder lieben sie einfach, sie ist immer bestens gelaunt und hat sich zur chaotischen Seele von *dolphin aid* entwickelt. Kaum ein Journalist oder Fotograf, der nicht seine Unterkunft über sie gebucht hätte. Natürlich gehört auch sie zum engen Kreise derjenigen, die ich nicht mehr missen möchte.

In der Düsseldorfer Geschäftsstelle toben ehrenamtliche Helfer nach Feierabend durch den Dschungel der eingehenden Bewerbungen aller möglichen sonderpädagogischen Heilberufe und betreuen Studenten, Logopäden, Heilpädagogen, Sonderschullehrer, Physio- und Ergotherapeuten und angehende Ärzte bei ihren Vorhaben im Zusammenhang mit der Delphin-Therapie. Der Eine möchte in einem der Therapiezentren volontieren, der Nächste will seine Diplom- oder Doktorarbeit über dieses Thema schreiben, wieder andere planen, als ehrenamtliche Helfer von *dolphin aid* Familien während ihres Aufenthaltes in Florida zu betreuen. Die Flut von Spendenbescheinigungen und vor allem Anfragen nach finanzieller Unterstützung bearbeitet Jutta Gries. Sie muss sich um das ganze Abrechnungswesen kümmern und – was diesen Bereich anbelangt – die Verbindung zu den Therapiezentren betreuen. Tony Martin ist unser Engel, wenn es um Übersetzungen geht. Ehrenamtlich verarbeitet er Tonnen englischen Informationsmaterials zu deutschen Schriftstücken.

Thorsten von der Heyde ist der Herrscher über unsere Zahlen. Auch er hat vor einiger Zeit noch nicht geahnt, dass ein kleiner Junge ihm seine Freizeit gründlich reduzieren würde. Thorsten hat bei *dolphin aid* den Vorstandsposten für das Ressort Finanzen übernommen. Wie ein Adler wacht er über unsere Bücher. Er koordiniert Finanzamt, Amtsgericht und Bank, kümmert sich um die Spenden und die Überweisungen im In- und Ausland, macht ganz nebenbei noch die Lohnbuchhaltung, er archiviert, heftet ab und ist auch in der Präsentation seiner Zahlen unnachgiebig. Thorsten hat selbst eine kranke Schwester, die heute in einem Wohnheim lebt. Er weiß ziemlich genau, was es bedeutet, ein krankes Kind in der Familie zu haben, und vor allem auch, wie es Geschwisterkindern damit geht.

Michael Lauer steuert den kaufmännischen Bereich und in diesem Zusammenhang auch alles, was mit Marketing zu tun hat. Sämtliche Tätigkeiten in den Bereichen Sponsorenkoordination und Eventplanung sowie die Kommunikation mit unserer neuen Agentur BMZ in Düsseldorf, die auch ehrenamtlich für uns arbeitet, die Entwicklung von Anzeigen und Kampagnen, die Erstellung des englischen Informationsmaterials und die Akquisition neuer Partner fallen in sein Aufgabengebiet. Natürlich tut auch er das absolut ehrenamtlich.

Dirk Müller-Liebenau ist ein liebenswerter Kinderarzt aus Köln, den Biggi Lechtermann mir vorstellte, weil er sich in Florida die Delphin-Therapie anschauen wollte. Ich erinnere mich gut daran, es war mal wieder so ein Tag. Timmy hatte Therapie von morgens bis abends und schlief sowieso keine Nacht durch. Kira war noch ziemlich klein und hätte mich mit ihrem Streben, die Welt zu entdecken, schon allein auslasten können. Das Büro von *dolphin aid* befand sich noch in unserem Haus, und ich musste mich ohnehin schon mit ganz wenig Schlaf begnügen. Ein Treffen mit diesem Kinderarzt passte da gerade gar nicht mehr ins Konzept. Aber wenn meine Freundin sich etwas in den Kopf setzt, lässt sie auch nicht locker. So trafen wir uns also »auf eine Stunde« mit Herrn Müller-Liebenau. Nach genau dieser Stunde verlagerten wir unsere Runde aus dem

Lokal zu mir nach Hause, weil ich keine Ruhe mehr hatte und zu meinen Kindern zurückwollte.

Dirk und ich waren sofort ein Herz und eine Seele, wir hatten beide das Gefühl, uns schon lange zu kennen. So endete der mürrisch begonnene Abend morgens um zwei, nach zehnmaligem treppauf, treppab zu Timmy, trotzdem wohlgelaunt mit der Erkenntnis, einen furchtbar netten Menschen kennengelernt zu haben.

Nach der Rückkehr von seinem Florida-Urlaub war auch Dirk mit dem Virus Delphin-Therapie infiziert. Seit dieser Zeit ist der nette Kölner Kinderarzt Mitglied unseres medizinischen Beirates. Und außerdem mein Freund.

Vorsitzender des medizinischen Beirates von *dolphin aid* ist Dr. Jürgen Lindemann. Unser erstes persönliches Zusammentreffen hatten wir lange bevor Timmy verunglückte. Wenn ich mich recht entsinne, war ich gerade mit Kira in anderen Umständen. Es war bei einem Essen in kleiner Runde. Der Abend endete wahrscheinlich für alle anderen Gäste ziemlich öde, denn Jürgen und ich hatten herausgefunden, dass wir unzählige gemeinsame Bekannte hatten, allesamt aus der Motorsportszene. Wir hatten einen Heidenspaß, leider konnte außer uns niemand so richtig mitlachen. Das machte aber auch nichts.

So lernte ich an jenem besagten Abend den berühmten Porsche-Rennarzt kennen, von dem ich schon so viele nette Geschichten gehört hatte. Später, als ich das erste Mal mit ihm über *dolphin aid* sprach, erzählte er mir, dass er zusammen mit anderen Ärzten den *Agitas Circle* ins Leben gerufen hatte, eine medizinische Hilfsorganisation, deren Mitglieder Kinder aus Kriegsgebieten kostenlos operierten und ganze Krankenhauseinrichtungen verschifften, um auf diese Weise Krankenhäuser in Entwicklungsländern zu unterstützen.

Für Jürgen, so scheint mir, hat der Tag mehr als vierundzwanzig Stunden. Er sitzt morgens früh schon auf dem Pferd, danach operiert er oder bestreitet die Sprechstunde in seiner permanent überfüllten Praxis. Er ist außerdem Allergologe, Sportmediziner, Rennarzt und im Vorstand des *Agitas Circle*. Ganz nebenbei hat er eine zauberhafte Frau, Nicole, drei tolle Kinder, und gerade kümmert er sich verstärkt um die Ausarbeitung von »Richtlinien zur Erforschung der Wirkung der Delphin-Therapie nach deutschen und europäischen Maßstäben«. Auch er ist mein Freund geworden. Der Kreis um Tim beginnt sich zu schließen. Dr. Ibach, sein Verbündeter der ersten Tage auf der Intensivstation, dieser umsichtige und warmherzige Kinderarzt, hat sich dem medizinischen Beirat von *dolphin aid* angeschlossen. Seine gleichermaßen innovativen und fundierten Ideen bilden einen weiteren Baustein im Fundament unserer zukünftigen Forschungstätigkeit.

Dass Barbara Schweitzer, Timmys Physiotherapeutin, heute die *dolphin-aid*-Stationsleitung in Miami übernommen hat, scheint uns allen als logische Konsequenz unserer langjährigen Verbindung und Freundschaft. Sie hat Timmy und mich bisher eine lange Strecke unseres Weges begleitet und auch ihr Leben hat sich in den vergangenen Jahren völlig neu gestaltet. Ihr inniges Verhältnis zu meinem Sohn bringt der folgende Brief, den sie ihm vor einiger Zeit geschrieben hat, zum Ausdruck:

Mein lieber Tim,
ich schreibe dir diesen Brief aus Miami. Was mich hierher geführt hat, ist eine lange Geschichte und genau die möchte ich dir erzählen. Es ist nun über fünf Jahre her, als ich im November 1994 in dein Zimmer der Universitätskinik kam, um dich das erste Mal zu treffen. Du lagst damals auf dem Schoß deiner Mutter, während ich mich als Krankengymnastin vorstellte. Es ging dir zu diesem Zeitpunkt nicht sehr gut.

Unsere erste gemeinsame Therapiestunde werde ich nie vergessen. Du hast sehr viel geweint und auch ich wurde an meine beruflichen und emotionalen Grenzen geführt. Zu Beginn hatte ich das Gefühl, nicht an dich heranzukommen, du warst so weit weg. Ich wusste damals nicht, ob du mich überhaupt hören oder verstehen konntest. Meist warst du steif wie ein Brett und hast dich überstreckt. Es war sehr wichtig, dich aus dieser Position herauszubekommen. Deine Mutter war bei der Therapie immer dabei, aber ab und zu schickte ich sie aus dem Zimmer, damit sie mal in Ruhe duschen oder frische Luft schnappen konnte.

Nach einigen Tagen habe ich schließlich Zugang zu dir gefunden. Ich brachte einen Gymnastikball mit in dein Zimmer, auf den ich dich gelegt habe. Ich kniete mich vor dir hin und sagte »Tim, wenn du mich verstehst, musst du deinen Kopf hoch heben!« Du hast dich wahnsinnig angestrengt und nach einiger Zeit deinen Kopf ganz allein ein kleines Stückchen gehoben. Diesen Augenblick werde ich nie vergessen, denn damals wurde mir bewusst, dass du mich verstehst.

Ich habe diesen Erfolg dem Herrn Professor und den Stationsärzten mitgeteilt, aber so recht wollten sie mir nicht glauben. Während einer Visite sollten wir beide nun unser Können unter Beweis stellen.

Innerlich habe ich gebetet, dass es auch gelingen würde. Und siehe da, nach unserem ersten Versuch kniete sich der Herr Professor vor dir nieder und fragte dich, ob du auch für ihn einmal den Kopf heben könntest. Gesagt, getan – und alle waren ganz erstaunt, weil sie mit so einer Reaktion von dir nicht gerechnet hatten. Aber viel geändert hat sich dennoch nicht.

Du warst drei Wochen in unserer Klinik und während dieser Zeit hatte sich schon eine starke Verbindung zwischen uns aufgebaut. Danach kamst du dann zu mir zur Therapie.

Eines Tages fragte mich deine Mutter, ob ich schon einmal etwas über eine Therapie mit Delphinen gehört hätte. Ich verneinte, wollte mich aber sehr gerne umhören. Wie es der Zufall (oder das Schicksal?) wollte, blätterte ich irgendwann im Wartezimmer meines Zahnarztes in einer Frauenzeitschrift, als ich plötzlich einen Bericht über Delphine in Florida entdeckte. Und in einem kleinen Kasten stand, dass ein gewisser Dr. Nathanson mit kranken Kindern und Delphinen arbeitete. Diesen winzigen Zeitungsausschnitt habe ich sofort deiner Mutter gegeben und sie ist daraufhin nach Florida geflogen, um sich diese Therapie einmal anzusehen.

Als sie zurückkam, war sie richtig begeistert davon und hatte auch schon einen Termin für dich vereinbart. Sie fragte mich, ob ich euch eine Woche begleiten wollte. Natürlich wollte ich. Und so begann meine Verbindung zu Florida.

Im Oktober 1995 bist du dann nach Amerika zur Delphin-Therapie geflogen. Als ich eine Woche später eintraf, erzählte mir deine Mutter ganz aufgeregt, dass du das erste Mal wieder gelacht hättest. In der Tat warst du nach diesem Aufenthalt in Florida wesentlich entspannter und konntest dich durch Lautieren erstmals wieder mitteilen. Dieser Schritt war für dich, aber auch für uns etwas ganz Besonderes.

Es war und ist auch noch immer sehr bewegend, dich mit den Delphinen schwimmen, arbeiten und spielen zu sehen.

Weil deine Mutter von dieser Therapie so begeistert war, hat sie den Verein dolphin aid ins Leben gerufen, um auch anderen Kindern die Möglichkeit zu geben, mithilfe dieser Therapie einen Schritt vorwärts zu kommen.

Wieder zu Hause in Deutschland, versuchten wir beide, das Erlernte zu vertiefen. Ich glaube, dass uns das in den letzten Jahren sehr gut gelungen ist. Mit der Zeit therapierte ich dich täglich. Wenn wir nicht im Wasser waren, übten wir zusammen auf der Matte. Ich drehte dich zum Beispiel auf den Bauch (was du am Anfang gar nicht mochtest), machte mit dir Übungen auf dem Gymnastikball, versuchte dich zu dehnen und deine Wahrnehmung zu schulen. Du hast dich immer sehr angestrengt, so dass sich deine gesamte Wahrnehmung und Kopfkontrolle tatsächlich verbesserten. Als

Belohnung nach jeder Therapiestunde habe ich dich in einem Laken geschaukelt und dir dabei das Lied »Hörst du die Regenwürmer husten« vorgesungen.

Ein ganz einschneidender Augenblick in unserer Arbeit war, als du das erste Mal beim Schaukeln laut gelacht hast. Du hattest so einen Spaß daran, dass wir anfangs gar nicht mehr aufhören konnten. Das Schöne an unserer Beziehung war und ist, dass wir beide voneinander gelernt haben.

So setzte sich ein Steinchen auf das nächste. Als du kräftiger und aufmerksamer wurdest, stellte ich dich einfach auf deine Füße. Angelehnt an Matratzen hast du deine ersten Stehversuche absolviert. Ich glaube, es hat dir Spaß bereitet, die Welt wieder von oben zu betrachten.

Zwischendurch gab es natürlich auch einige Rückschläge, bedingt durch deine Hüftoperationen oder durch Lungeninfekte. Aber nach einiger Zeit des fleißigen Übens warst du wieder der »alte« Tim. In den darauf folgenden Jahren bist du dann zweimal im Jahr zur Delphin-Therapie nach Florida geflogen. Auch andere Kinder erhielten damals mit Hilfe des Vereins dolphin aid die Möglichkeit, mit den Delphinen zu schwimmen.

In Deutschland haben wir beide versucht, weitere Entwicklungsschritte zu erarbeiten, ob es nun das Sitzen, Stehen oder Einüben von Bewegungsübergängen war. Manchmal hast du auch mit mir geschimpft, nach dem Motto: »Es reicht jetzt!« Aber ich habe auch gelernt, dich mit einer netten Strenge zu motivieren und zum Weiterkämpfen zu animieren, auch wenn es mir manchmal von Herzen Leid tat.

Während deiner USA-Aufenthalte habe ich dich immer eine Zeit lang begleitet, bis mich letztes Jahr deine Mutter fragte, ob ich nicht als dolphin-aid-Repräsentantin die deutschen Kinder und ihre Familien in Florida betreuen wolle. Tja, mein lieber Tim, nun stand ich vor einer großen Entscheidung. Ich habe meinen ganzen Mut zusammengenommen und bin am 24. Februar 1999 mit zwei Koffern nach Miami geflogen.

Nun sind schon sieben Monate vergangen. Lieber Tim, rückblickend habe ich durch dich sehr viele wunderbare Momente erlebt, sehr liebe Menschen kennen gelernt und viele persönliche Erfahrungen gemacht. Durch dich habe ich diesen Schritt gewagt, denn vor zwei Jahren wäre diese Entscheidung für mich noch undenkbar gewesen – mir hätte der Mut gefehlt. Wärst du nicht gewesen, würde ich heute nicht hier sitzen. Außerdem glaube ich, kann ich im Namen aller dolphin-aid-Kinder ein großes Dankeschön an dich richten, denn nur weil es dich gibt, haben sie alle diese wunderschönen Momente mit den Delphinen erleben können.

Als deine Krankengymnastin, vor allem aber als deine Freundin, wünsche ich dir, dass du deine Tapferkeit und deinen Kampfgeist behältst, nicht aufzugeben, sondern weiterzukämpfen, auch in Momenten wo dich der Mut verlässt. Es lohnt sich!

Schließlich hast du es mir gezeigt.

Ich danke dir von ganzem Herzen, dass ich durch dich den Weg hierher gefunden habe, und drücke dich ganz fest.

Deine Babala

Birgit, »Biggi«, Lechtermann ist seit fast zwanzig Jahren meine Freundin und nach ihrem Ausscheiden aus dem Vereinsvorstand als Sonderbeauftragte für *dolphin aid* tätig. Wann immer es besondere Veranstaltungen wie den UFA-Filmball oder andere wichtige Events zu Gunsten unserer Organisation gibt, ist Biggi am Ball. Als Frau der ersten Stunde bleibt sie ein kompetenter Gesprächspartner.

Der erste *Ambassador of Good Will* von *dolphin aid* und *dolphin aid america* ist der Rennfahrer Hans Joachim Stuck. Über meine Freundschaft zu Strietzel Stuck, die nun tatsächlich schon über zwanzig Jahre alt ist, könnte man abendfüllende Geschichten erzählen. Von meiner Schwärmerei als pubertierender Teenager für den tollen Rennfahrer über die Zeiten gemeinsamer Geschäfte in meiner Agentur bis hin zu seiner Hochzeit mit Sylvia.

Nachdem die beiden mit Strietzels Söhnen Johannes und Ferdinand ein Bad bei Spunky genommen hatten, brauchte ich meine Frage nach der Übernahme eines Botschafterpostens gar nicht mehr zu stellen. Hans Joachim Stuck ist einer der beliebtesten deutschen Sportler, mit Leib und Seele Vater zweier prachtvoller Jungen und nun auch von Herzen *dolphin-aid*-Botschafter. Es ist gut zu wissen, dass es möglich ist, Freundschaft und menschliche Bindung über so lange Zeit zu retten und sie am Ende noch zu intensivieren.

Die Krönung von *dolphin aid* ist schließlich im wahrsten Sinne des Wortes unser Schirmherr, Seine Königliche Hoheit Prinz Leopold von Bayern. Irgendwann fing ich an zu überlegen, wer denn die richtige

Person sein könnte, um *dolphin aid* zu repräsentieren und zu beschirmen. Meine Ansprüche, stellte ich fest, waren ganz schön hoch. Auf jeden Fall musste er oder sie frei von Skandalen, glaubwürdig, bodenständig, möglichst mehrfacher Vater oder Mutter, nicht profilneurotisch, eloquent, charmant und prominent sein.

Auch wenn ich jetzt vielleicht vielen netten Menschen, die ich kenne, fürchterlich auf den Schlips trete, der Einzige, der all diese Eigenschaften in sich vereint, ist Poldi, Prinz Leopold von Bayern. Immerhin ist er verwandt mit der Mehrzahl der europäischen Königs- und Fürstenhäuser, zudem ein Gratwanderer zwischen höfischer Etikette und dem Benzingeruch internationaler Fahrerlager. Es ist überliefert, dass die Familie der Wittelsbacher nicht sonderlich begeistert war, als der fesche Prinz sich entschloss, Rennfahrer zu werden. Glücklicherweise war ihm das recht egal, denn sonst hätten wir uns nie kennengelernt.

Poldi ist ein Juwel. Er nimmt seine Rolle als *dolphin-aid*-Protektor sehr ernst, leidet manchmal sogar darunter, dass ihm seine vielfältigen Repräsentationspflichten seiner Meinung nach nicht genug Raum lassen, um für unsere Organisation all das zu tun, was er gerne möchte. Er unterscheidet sich von anderen vor allem dadurch, dass er nicht fragt, wo die Kameras sind, anschließend ein krankes Kind auf den Arm nimmt, freundlich lächelt und wieder verschwindet. Der Prinz kommt auch zu einem für die Medien völlig unwichtigen Elterntreffen, sitzt dort einen ganzen Nachmittag und unterhält sich mit den Familien über ihre Erfahrungen. Seine Sorge und Anteilnahme sind echt und kommen von Herzen, die Gespräche mit ihm zeigen, dass er weiß, wovon er spricht. Seine Frau, Ihre Königliche Hoheit Prinzessin Ursula von Bayern, und er haben selbst ein besonderes Kind.

Nachdem Poldi die Aufgabe als Schirmherr von *dolphin aid* übernommen hatte, haben sich die beiden zum ersten Mal bereit erklärt, in der Öffentlichkeit über ihr Sorgenkind zu sprechen. In der Zeitschrift »Bunte«, wurde Poldi auf beeindruckende Weise interviewt. Bisher hatte das Ehepaar sehr sorgfältig darüber gewacht, dass ihr Privatleben, vor allem aber das ihrer Kinder, vor den Medien verschlossen blieb.

Die eher zweifelhaften Medienvertreter schlachteten das Interview allerdings derart aus, dass eine Gazette sogar titelte »Prinzessin durch Delphine geheilt«. Um diese Ente zu vervollkommnen, zog man ein Archivbild der schwedischen Kronprinzessin Viktoria mit ihrem Bruder Carl Phillip, dem Patenkind von Poldi heraus, das die beiden in einem Delphinarium zeigte. Diese zweifelhafte Aktion brachte *dolphin aid* eine beachtliche Spende des Verlages, da die Königlichen Hoheiten anderenfalls rechtliche Maßnahmen gegen das Blatt in Aussicht gestellt hatten.

Trotz derartiger Angriffe auf seine Intimsphäre verlor Poldi nie den Elan, für die Delphin-Therapie ins Feld zu ziehen. Durch seinen Einsatz für uns, für *dolphin aid*, für die Kinder und damit auch für Timmy, hat er dem Begriff »Schirmherr« eine neue Dimension verliehen. Ihn in unserer Mitte zu wissen ist eine Ehre.

Zwischenzeitlich musste bei aller Personalplanung für *dolphin aid* der normale Wahnsinn weitergehen. Die Zahl der hilfesuchenden Familien stieg täglich. Es war klar, dass wir niemals genügend Spenden einnehmen würden, um all denen, die es dringend brauchten, finanzielle Unterstützung zusichern zu können.

Wir mussten in neue Dimensionen vorstoßen. Wir brauchten nicht nur die vielen liebenswerten Privatspender, deren Herzen wir bereits erreicht hatten, sondern Konzepte, um große Firmen als Sponsoren zu gewinnen.

Zu Dieter Hahn, dem damaligen Personaldirektor der LTU, hatte ich während meiner Arbeit für die Fluggesellschaft bereits ein besonderes Verhältnis. Ich zollte ihm nicht nur höchsten Respekt, vor allem mochte ich ihn. In den schwierigen Jahren nach Timmys Unfall hat er es nie versäumt, sich nach dem Befinden meines Sohnes zu erkundigen und mir seine Hilfe zu signalisieren. Dieter Hahn gab mir schließlich den Rat, mich an den Chef des Konzerns, Dr. Heinz Westen, zu wenden, um das Verhältnis zwischen der LTU-Fluggesellschaft und *dolphin aid* zu intensivieren. Er erzählte Dr. Westen im Vorfeld kurz, wer denn da um einen Termin bei ihm ersuchte, und nur zwei Tage später rief mich das Sekretariat der Geschäftsleitung an, um ein entsprechendes Treffen zu vereinbaren.

Ich war ziemlich nervös, bewaffnet mit einem Konzept, das Michael Lauer und ich in einigen Nachtsitzungen zu Papier gebracht hatten, und darauf gefasst, dass ein solcher Topmanager nicht mehr als zehn Minuten Zeit für mich haben würde.

Das Gespräch mit Dr. Westen dauerte über zwei Stunden. Danach musste ich mit der Vorstellung aufräumen, dass das Klima in der obersten Etage großer

Konzerne von Kälte bestimmt sei. Ich kehrte mit Dr. Westens Zusicherung auf Hilfe und der Bewunderung für diesen außergewöhnlichen Mann nach Hause zurück.

Was aus diesem Gespräch geworden ist, kann man heute in den Medien verfolgen. Nicht nur die Fluggesellschaft, sondern der gesamte Konzern folgte letztlich dem Ruf meines Sohnes. Unser bescheidenes Hilfegesuch, das mit der unbürokratischen Kollegenhilfe begonnen hatte, findet permanent neue Höhepunkte.

Mit Marco Dadomo, dem konzernweiten Direktor für Kommunikation und PR, und Sabine Schwarzer, der Pressechefin von »Meier's Weltreisen«, hat *dolphin aid* neue Impulsgeber und auch Fürsprecher bekommen. Und der Kreis der Menschen, die in meinem Leben einen besonderen Raum einnehmen, ist durch diese beiden erweitert worden.

Mittlerweile stehen uns nicht nur einhundert Freiflüge pro Jahr zur Verfügung, nicht nur der Groschen pro gebuchtem Passagier der Touristikgruppe, nicht nur die unzähligen Versteigerungen von Reisen, nicht nur die visuellen Beiträge im Videoprogramm an Bord, nicht nur die redaktionellen Erklärungen und Spendenaufrufe im Bordmagazin, sondern neuerlich auch die Sammlung von Restdevisen an Bord aller LTU-Maschinen. Mit Hilfe der Angehörigen des Personals, sei es an Bord oder am Boden, in der unteren, mittleren oder der oberen Etage, hat *dolphin aid* den Sprung aus den Kinderschuhen geschafft

Ganz nach dem Beispiel unseres ersten Sponsors LTU engagieren sich heute namhafte Unternehmen für *dolphin aid*. Dem Ideenreichtum der Menschen, die sich für den Verein ins Zeug legen, sind kaum noch Grenzen gesetzt. So veranstaltet der Münchener Kart Palast gleich eine Rennserie für unseren Verein, Kids Care und Bild hilft e. V. sind starke Partner, Nomi Baumgartl produzierte einen traumhaften Postkartenkalender »*dolphin aid*«, phinware aus Düsseldorf sponsert Flugtickets, Hapag Lloyd Kreuzfahrten lobt die Seekartenversteigerung an Bord der Kreuzfahrtschiffe zu Gunsten von *dolphin aid* aus, die DIS AG, ein großer Personaldienstleister, geizt nicht mit Aktivitäten und die BMG Köln hat die namhaftesten deutschen, aber auch internationale Interpreten zu einer einzigartigen Benefiz CD motivieren können. All diese Aktivitäten ermöglichen *dolphin aid,* immer mehr Kindern helfen zu können.

Aus dem Leid wurde ein Traum, aus dem Traum wurde Wirklichkeit, aus der Wirklichkeit wurde Glück, aus dem Glück wurde ein Wunsch, aus dem Wunsch wurde eine Vision, aus der Vision wurde Realität. Die Realität heißt *dolphin aid*.

Als kleiner bescheidener Verein ist dieses Häufchen wirklich engagierter Menschen, und das sage ich nicht ohne Stolz, zu einer ordentlichen und ziemlich bekannten Organisation geworden. Und das in nur kurzer Zeit.

Diesen Umstand verdankt *dolphin aid*, wie gesagt, in erster Linie den Medien – all den schreibenden, fotografierenden, moderierenden, interviewenden, filmenden und kommentierenden Menschen. Ohne die unbeschreibliche Medienpräsenz hätten wir bis heute nie so vielen Kindern helfen können. Und bei dem

Wort Delphin-Therapie würde die breite Öffentlichkeit wahrscheinlich immer noch mit den Achseln zucken.

Unsere Mediendokumentation enthält zahlreiche sensible Berichte, mal fachkundig kommentiert, mal einfach nur voller wunderschöner Geschichten. Die feinfühlig geführten Radio-Interviews, die wunderschönen Filmberichte über glückliche Kinder und die Hoffnung der Eltern als Dokumentation unserer Arbeit in Verbindung mit den Therapiezentren haben *dolphin aid* zu einer Institution mit ständig steigendem Bekanntheitsgrad werden lassen. Jede Neuerung, jeder Gewinn, jeder Erfolg und auch die kleinen Siege von *dolphin aid* haben diese Menschen zum Anlass genommen, um über uns, das Team von *dolphin aid*, zu berichten. Der Weg wäre ohne ihre Unterstützung für eine kleine Privatinitiative, wie wir es anfänglich waren, steiniger gewesen. Und die Sponsoren wären sicher nicht so bereitwillig in unser Boot gestiegen.

Die Medienvertreter haben sich fast ausnahmslos von Timmy in eine für sie bis dahin verschlossene Welt entführen lassen. Einige von ihnen sind süchtig geworden. Sie wollen mehr lachende Kindergesichter, die gestern noch verschlossen waren, wollen mehr hören von dem Kind, das sein erstes Wort bei Spunky gelernt hat, wollen noch einmal die Geschichte von Timmys Lachen hören, die ich schon so oft erzählt habe. Und das ist schön so.

Der vorläufige Höhepunkt der Liebe zwischen *dolphin aid* und den Medien ist augenblicklich der Film »Das Delphinwunder« bei Pro Sieben, der die Delphin-Therapie einem breiten Publikum näher bringen sollte. Ich durfte bereits das Drehbuch dazu überarbeiten. Nach dessen Sichtung und verschiedenen Gesprächen kam eine wunderbare Kooperation zwischen dem Fernsehsender und der LTU zugunsten von *dolphin aid* zustande.

Die Beratung im Zusammenhang mit dem Drehbuch war für mich eine völlig neue Erfahrung und ich fand es recht spannend, ein kleiner Teil dieses Films zu sein. Als in Key Largo gedreht wurde, konnte ich all die großen und kleinen Darsteller kennenlernen, die nötig sind, um ein solches Werk zustande zu bringen. Kira ist heute noch in den jugendlichen Hauptdarsteller verliebt, Phillip Danne, der für mich den Film durch sein schauspielerisches Talent getragen hat. Die Handlung blieb zwar in jeder Szene fiktiv, lehnte sich aber stark an die Realität an. Zumindest so, dass man jederzeit hätte sagen können: »Ja, so könnte es passieren, vielleicht.«

Die Fernsehanstalt organisierte uns zu Ehren eine Gala, in deren Mittelpunkt natürlich die Premiere des Films stand. Fast siebenhundert Leute waren der Einladung unseres Schirmherrn und des Programmdirektors von Pro Sieben, Borris Brand, gefolgt. Als man mir die Gästeliste ins Hotel schickte, bat ich meine Mutter, mich beim Sender zu entschuldigen. »Sag ihnen bitte, ich sei unpässlich, vor so vielen prominenten Menschen kann ich keine Ansprache halten.« Nach der dritten Seite meines Konzeptes hatte sich meine Stimme eingezittert und ich denke, ich habe den Zuhörern ein wenig von dem vermitteln können, was mir so besonders am Herzen liegt.

Auch in Zukunft werden Journalisten, Redakteure, Fotografen und Moderatoren maßgeblich zum Erfolg von *dolphin aid* beitragen. Wir können nur hoffen, dass das so bleibt. Denn nur mit Hilfe der Medienvertreter können wir Geldgeber finden, um den Traum von einem reinen Therapie- und Forschungszentrum zu verwirklichen. Mit bestmöglichen, respektvollen, natürlichen Lebensbedingungen für die Delphine und für eine bessere Zukunft so vieler Kinder, die unserer Hilfe im Besonderen bedürfen.

Gegenwart

Es dauerte lange, bis ich wirklich in der Lage war, diese Geschichte zu erzählen. Zu sehr hat mich die Erinnerung in meiner tiefsten Seele gelähmt. Dabei fiel mir zunächst gar nicht auf, was nachts, während ich an diesem Buch schrieb, mit mir passierte.

So wie ich einem Zwang folgend *dolphin aid* gegründet hatte, entschied ich mich auch, Timmys Geschichte aufzuschreiben, immer in dem klaren Bewusstsein, dass sich zu jeder Zeit, bei jeder Zeile, die ich schrieb, irgendwo auf der Welt eine Mutter oder ein Vater, ganze Familien in der grausamen Wirklichkeit einer hell erleuchteten Intensivstation wiederfanden. Dass sie alles das durchmachen mussten, was ich erlebt hatte, die Angst, die Verzweiflung, die Lähmung und die Hoffnung, irgendwann aus diesem Albtraum zu erwachen. Ich wollte mit der Weitergabe meiner Erfahrungen anderen helfen, ihren Weg zu meistern. Ich wollte hinausrufen: Schaut her, weint nicht, ihr werdet es schaffen, so wie Timmy es geschafft hat und so wie ich es geschafft habe, ihr werdet wieder lernen zu lachen, irgendwann wieder spüren, dass die Sonne scheint, wenn auch vielleicht nicht mehr ganz so warm.

Und als ich begann, mich an Timmys Unfall zu erinnern, in den bestens verschnürten Windungen meiner

Gefühls- und Erinnerungswelt zu graben nach den Fragmenten, die ich eigentlich selbst nur noch aus Erzählungen kannte, als ich anfing, vergessen Geglaubtes zu Papier zu bringen, fand ich mich von Brechkrämpfen geschüttelt über der Toilette wieder. Anfangs dachte ich an verdorbenes Essen. Als ich mich in der Nacht darauf wieder übergab, führte ich das auf die ganze Schachtel Zigaretten zurück, die ich beim Schreiben innerhalb von zwei Stunden geraucht hatte.

Auch in der dritten Nacht hatte ich noch keinen blassen Schimmer, was wirklich vor sich ging, und schob es dieses Mal auf die halbe Flasche Wein, mit der ich es mir – wieder zu nachtschlafender Zeit – am Computer gemütlich gemacht hatte.

Am Morgen »danach« traf es mich dann wie ein Blitz. Weder in der einen noch der anderen oder der darauf folgenden Nacht hatte meine Übelkeit irgendetwas mit dem zu tun, was ich als einfache Erklärungen herangezogen hatte.

Es war viel schlimmer: Ich hatte im wahrsten Sinne des Wortes begonnen, mich auszukotzen. Zunächst ohne zu begreifen, dann umso bewusster. Ich hatte angefangen, mich endlich mit dem, was vor langer Zeit geschehen war, auseinanderzusetzen und langsam die Trauerarbeit zu leisten, die ich in den vergangenen Jahren nicht zuließ, nicht zulassen wollte, in dem klaren, wenn auch unbewusst gesteuerten Bewusstsein, dass eine Schwäche von mir, ein Ausfall, für Timmy schlimmstenfalls hätte tödlich enden können.

Meine Hilflosigkeit, die ich hinter nie enden wollender Aktivität verschanzte, und dieses unendlich scheinende Gefühl der totalen inneren Einsamkeit lagen auf einmal ganz offensichtlich vor mir auf dem Schreibtisch. Durch meinen eigenen Antrieb war ich plötzlich gezwungen, über meinen tatsächlichen Gemütszustand nachzudenken, und hatte in dem Moment keine Chance, diesen Umstand durch virtuose Hektik zu überspielen. Natürlich sagte ich mir zunächst einmal: Du möchtest dieses Buch wohl doch nicht schreiben. Doch nach einer gewissen Zeit betrachtete ich liebevoll meinen verwaisten Schreibtisch und die Geschichte begann, in meinen Gedanken wieder voranzuschreiten. In Tagträumen schrieb ich Kapitel für Kapitel, ohne tatsächlich etwas aufs Papier zu bringen. Und ich liebte dieses Buch, das außer mir keiner lesen konnte. Es war mein Leben, das meiner Kinder und einiger weniger Menschen, die mir im Laufe aller Wirren unersetzbar geworden waren.

Unwillkürlich begann ich, mich zugleich mit mir selbst auseinander zu setzen, mit meiner Rolle als Tochter, Mutter, Lebensgefährtin, Ex-Frau und Freundin. Was ich herausfand, ließ mich manchmal selbst schmunzeln. Ich habe mich in den letzten Jahren wirklich sehr verändert. Dafür hat in erster Linie Timmy gesorgt, aber auch Kira. Natürlich besitze ich immer noch dieselben grässlichen Macken, die gleichen Stärken, das gleiche Verständnis von Freundschaft, Treue und Moral, von sozialem Engagement und auch von Liebe. Aber die Zahl derjenigen, die mich zu verletzen imstande sind, ist deutlich geschrumpft.

Zum allerersten Mal in meinem Leben fing ich damals an, mich selbst zu mögen, zum Beispiel als Tochter. Sicher war ich für meine arme Mutter das, was die

Amerikaner wenig elegant als »pain in the ass« bezeichnen. Meine Mutter ist immer noch eine tolle Frau und eine herausragende Persönlichkeit, doch als Mutter fand ich sie fürchterlich. Ich habe sie immer geliebt, aber stets den Schokoladenpudding zum Nachtisch vermisst. Sie war meine Freundin, ich war ihr Spiegel, dafür hat sie mich beizeiten genauso gehasst wie ich sie. Frei nach dem Motto: »Und eines Morgens schaust du in den Spiegel und da grinst dir das Gesicht deiner Mutter entgegen.«

Mehr als dreißig Jahre meines Lebens habe ich mir die Lunge aus dem Hals gehetzt, um Anerkennung von ihr zu bekommen. Vergeblich. In meiner Familie sind alle geboren mit dem Lied auf den Lippen: »...bin ein kleiner König.«

Und heute? Mir wird warm ums Herz, wenn ich an meine Mutter denke. Ich bin ihr dankbar dafür, dass sie mich zu dem gemacht hat, was ich heute bin. Dass sie mir durch ihre Erziehung die Möglichkeit gab, mein Schiff durch den nun mehr als fünf Jahre dauernden Sturm zu segeln, ohne jemals wirklich aufzugeben. Dass sie mein Herz und meinen Geist mit Werten angereichert hat, um deren Fortbestand ich mich sorge und die ich auch an meine Kinder weitergeben will. Und dass mich mein Elternhaus mit der nötigen Sicherheit ausgestattet hat, allen Menschen stets mit Selbstverständnis begegnen zu können.

Nach all den Querelen eines klassischen Mutter-Tochter-Konflikts genießen wir nun den gegenseitigen Respekt zweier erwachsener Frauen, die sich nichts mehr vormachen müssen. Nie hatten wir mehr Lust, so viel Zeit wie möglich miteinander zu verbringen.

Außerdem ist sie die beste Großmutter der Welt, auch ohne Kittelschürze und sonstigen Klischees, sie liest voller Inbrunst Märchen vor und kennt, kaum zu glauben, alle Texte der Lieder aus meiner Kindheit noch auswendig. Und heute kocht sie sogar Schokoladenpudding. Nur nicht für mich.

Großmütter sind augenscheinlich Mütter, denen das Leben eine zweite Chance gegeben hat. Irgendwann, ich bin sicher, werden meine Kinder die Koffer packen mit dem Wunsch: »Wir ziehen zu Oma!« Sei's drum.

Und was für eine Mutter bin ich selbst? Was bin ich, einmal abgesehen von Tims Krankheit, für eine Mutter? Bei dieser Frage muss ich mich am Ende vor einiger Selbstgefälligkeit hüten. Denn ich finde mich toll.

Kinder sind das letzte wahre Abenteuer. Ich empfand meine Kinder vom ersten Tag an als Bereicherung, Kinder sind die wahren Lehrer, ihre entwaffnende ungebeugte Offenheit, ihr natürlicher, nicht fordernder Charme, ihr Blick für das Wesentliche, ihre Fähigkeit, kleinste Schwingungen aufzunehmen, ihr unverletztes Rückgrat, ihr Wissensdurst, ihr Forschergeist, ihr Leben im Jetzt – das alles erhellt den Alltag. Diese kräftezehrende Erkenntnis ist im täglichen Miteinander mitunter auch anstrengend, vor allem wenn meine Kinder mit schmerzender Klarheit meine eigenen Schwächen bloßlegen und bei Verfehlungen ihre kleinen Finger ganz offen in jede Wunde bohren. »Scheiße sagt man nicht«, tönt Kira, »dieses Essen schmeckt mir wirklich nicht so gut«, »gestern hast du das aber versprochen«, »du hast deine Sachen auch im Badezimmer liegen lassen«. Es gibt eben nichts Schlimmeres auf Erden, als auf frischer Tat ertappt zu werden. Und auch Timmy, zur Zeit eher sprachlos, lässt keine Zweifel aufkommen, wenn seine Mutter mal richtigen Mist baut.

Doch die Kinder verzeihen mir schnell, denn sie wissen, ich fahre gern zum Kindergarten, zum Tennis, zum Ballett, zur Therapie A, B, C und zu Doktor X, Y, Z. Wann immer sie wollen, dürfen sie im »großen Bett« schlafen, außerdem kann ich Pommes machen und Spaghetti kochen, hüte gern Spielgefährten und den Weg zum Zoo, in den Zirkus, zur Kirmes und in den Märchenwald habe ich ziemlich gut im Kopf. Wenn ich mir unser Leben von allen Seiten betrachte, komme ich zu dem beruhigenden Schluss, dass ich zwar hier und da herumbrülle, aber meinen Kindern doch ein verlässlicher, selbstkritischer, lustiger Gefährte bin, der ihre Neigungen fördert und ihre Persönlichkeit respektiert.

Und dass ich sie ganz am Ende wahrscheinlich mehr brauche als sie mich, und außerdem koche ich ihnen Schokoladenpudding.

Die Beurteilung meiner Rolle als Ex- oder besser gesagt Noch-Ehefrau wird sicher weniger positiv ausfallen. Weder von der einen noch von der anderen Seite aus betrachtet.

Realistisch gesehen hätte ich jeden nur erdenklichen Grund, meinem Mann auf ewig Hasstiraden hinterherzuschleudern. Hätte ich dieses Buch früher begonnen, wäre ich wahrscheinlich als zweite Hillu

Schröder in die Annalen der zweifelhaften Literaturgeschichten eingegangen. Zu gerne wollte ich damals aller Welt kundtun, was mein Mann mir und den Kindern durch seinen aus meiner Sicht mangelnden emotionalen Tiefgang, sein wahrscheinlich nicht vorhandenes Verantwortungsgefühl und sein Phlegma angetan hat. Und nun? Die Zeit hat mich wunderbar milde gestimmt.

Unsere Ehe war eigentlich längst am Ende, doch wir lieferten uns noch über ein Jahr filmreife Szenen. Im Nachhinein bin ich nur froh, dass in unserer eleganten Diele kein Kronleuchter hing. Danach begann eine Zeit der kalten Distanz, beide immer auf dem Sprung, stets bereit zum Kampf. Je länger wir schließlich getrennt waren, desto klarer konnte ich unsere Beziehung sehen. Hätte ich zum Zeitpunkt unserer Trennung die Schuldfrage prozentual ausdrücken müssen, hätte ich mich selbst bei maximal dreißig Prozent eingestuft. Doch klaren Verstandes und aus der zeitlichen Distanz betrachtet, veränderte sich das Bild. Und heute ist es ganz einfach so, dass von dem unrühmlichen Ende unserer Ehe nur einige besonders markante Erkenntnisse übrig geblieben sind.

Ich habe ungeheuer viele Entschuldigungen gefunden, die meinem Mann zum Schluss Absolution für fast alle Verfehlungen erteilten. Er war zu jung, zu unreif, zu sehr geprägt von seinem übermächtigen Vater, der ein bewundernswerter Mann mit Herz, aber stets darauf bedacht ist, sämtliche Fäden in der Hand zu halten. Gelegentlich frage ich mich heute noch, mit wem ich eigentlich verheiratet war.

Wie eine kleine Maus habe ich versucht, mich gegen die Bestimmung von außen zu wehren, habe immer wieder laut »Nein, nein, nein« und dann schließlich kleinlaut »ja« gesagt, anstatt einmal klar und deutlich Stellung zu beziehen und beim ersten »Nein« zu bleiben. Selber schuld.

Die liebenswerte Veranlagung meines Schwiegervaters, für seine Familie stets eine lückenlose Versorgungslinie zu ziehen, hat er leider nicht auf seinen ältesten Sohn übertragen. Hinter den Kulissen tobten deshalb auch Grabenkämpfe, in denen ich mich wenig mäusemäßig, sondern eher wie eine Furie gebärdete. Mein armer Mann. Bis heute hat er sicher nicht verstanden, warum ich mich mit allen Fasern gegen Abhängigkeit wehrte, warum ich nicht wollte, dass mein Schwiegervater das letzte Wort hatte bei Entscheidungen, die für meine Familie zu treffen waren.

Er war damit großgeworden. Sicher konnte er meinem stark ausgeprägten Unabhängigkeitsdrang, die Entscheidungen für meine Familie selbst zu fällen, nie richtig nachvollziehen.

Außerdem muss ich aus heutiger Sicht zugeben, dass ich ab einem gewissen Punkt einfach vergessen habe, dass ich nicht nur Mutter, sondern auch Ehefrau war und nicht nur Teil einer Elterngemeinschaft. Mit nie enden wollender Diskutierlust habe ich meinen Mann Tag und Nacht mit Vorhaltungen traktiert, die sein Verhalten innerhalb seiner Familie zum Inhalt hatten. Ich konnte nicht erkennen, dass er nach Timmys Unfall wie paralysiert war. Ich habe gehandelt, er nicht. Ich habe gelitten, weil ich mich permanent von ihm allein gelassen fühlte, ohne zu merken, dass er der Aufgabe nicht gewachsen war. Für die Art und Weise, wie er versuchte, mit dem Geschehenen fertig zu werden, habe ich ihn verachtet.

Der einzige Vorwurf, den wir uns beide machen müssen, ist, dass wir wahrscheinlich nicht alles versucht haben, um unsere Ehe zu retten. Aus dem Strudel der Feindseligkeiten konnten wir uns aus eigener Kraft nicht mehr befreien und irgendwann entschloss ich mich, die Kraft, die ich noch hatte, zum Wohl meiner Kinder einzusetzen, anstatt sie auf dem Schlachtfeld meiner Ehe zu lassen.

Das Schöne an dieser bitteren Erfahrung ist, dass ich trotz aller kaum vernarbten Wunden sagen kann: Ich habe meinen Mann verlassen, obwohl ich ihn immer noch liebte, und ein Teil von mir wird ihn immer lieben, auch weil er der Vater meiner Kinder ist, für deren Existenz ich ihm einfach dankbar sein muss. Und weil ich mich gut daran erinnere, dass ich ihn aus voller Überzeugung geheiratet habe. Ganz sicher hätten mein jetziger Langmut und meine hart erlernten diplomatischen Fähigkeiten im Umgang mit einem Partner zur Rettung meiner Ehe beitragen können, aber die Zeit war nicht reif dafür.

Aus seiner Sicht bin ich bestimmt nach wie vor eine Xanthippe, sein wandelndes schlechtes Gewissen, der Mensch, der jede seiner Lügen entlarvt und dem er nichts vormachen kann. Damit kann ich leben. Wahrscheinlich treffen wir uns irgendwann in einem Altersheim und erinnern uns daran, dass wir einmal ausschließlich aus Liebe geheiratet haben. Aber bis dahin ist es gut, so wie es ist. Wie sagt man so schön: Vielleicht können wir ja eines Tages wirklich Freunde werden.

Meine Rolle als Lebensgefährtin zu analysieren fällt mir wesentlich schwerer. Wahrscheinlich aus dem klaren Bewusstsein heraus, dass es wahrlich nicht einfach ist, mit mir zusammenzuleben. Natürlich habe ich in den letzten Jahren versucht, die Erkenntnisse der Vergangenheit in die Beziehung zu Michael, der von meinem Freund und Vertrauten zu meinem Lebensgefährten wurde, einfließen zu lassen. Aber er war es auch, der mir die Möglichkeit gab, mich weiterzuentwickeln. Gerade im täglichen zwischenmenschlichen Miteinander habe ich von ihm sehr viel gelernt. Er hat mir beigebracht, die Theorie, dass jede Medaille zwei Seiten hat, zu leben.

Und doch stoße ich hier und da an meine Grenzen, neige zur Ungeduld und warte immer noch darauf, dass mein Partner so reagiert, wie ich es erwarte. Aber in unserer Beziehung gibt es zwei Häuptlinge und keinen Indianer, und im täglichen Leben kann sich eben dies als problematisch erweisen. Außerdem drängt sich mir die Erkenntnis auf, dass Männer, ohne militant emanzipatorisch erscheinen zu wollen, manchmal einfach eine beschränkte Begriffsfähigkeit haben. Sicher bin ich weit davon entfernt, eine Emanze zu sein, dafür bin ich viel zu gerne Frau. Mag lieber durch die geöffnete Tür gehen, statt Gefahr zu laufen, dieselbe durch den Schwung meines »Vor-Gängers« vor den Kopf zu kriegen. Ich verabscheue jede Form degradierender Unhöflichkeit und liebe geschliffene Umgangsformen. Hausmütterchen bin ich nicht, ich würde als »Nur-Hausfrau« jeden Mann in den Wahnsinn treiben, weil ich den ganzen Tag putzen würde, bloß um was zu tun.

Leider bin ich fürchterlich kreativ, mir fällt permanent etwas Neues ein, was unbedingt umgehend zu erledigen ist. Ich bin viel zu schnell mit meinen Gedanken, gerade noch sprachen wir über Dies, in meinem Kopf passiert bereits eine schnelle Überleitung zu Das – und schon weiß mein Gegenüber nicht mehr, ob ich völlig bescheuert bin oder er.

Der ruhende Pol im Leben eines gestressten Managers bin ich wohl nicht wirklich. Aber Michael liebt meine Anmerkungen zu seinen geschäftlichen Vorhaben. Manchmal nicht, wenn sie seinen Auffassungen völlig zuwiderlaufen, das ist ja dann auch anstrengend. Je nach Gemütszustand diskutiert er gerne mit mir kontrovers, aber insgeheim wünscht er sich doch zeitweise spürbar die Zeiten zurück, in denen seine früheren Gespielinnen ihn bedingungslos angebetet haben. Natürlich bete auch ich ihn an, aber eben nicht so oft.

Ich kann ebenso ohne Zettel einkaufen, kann Flüge buchen, Verträge unterschreiben, meinen Wahlzettel alleine ausfüllen, mein Auto tanken und den Monteur für die Waschmaschine anrufen. Und das sage ich auch hin und wieder. Auch mal laut.

Was macht dann eigentlich unsere Beziehung aus? Was macht sie so besonders? Warum bindet sich ein klar denkender Mann eine nicht gerade pflegeleichte Zicke ans Bein, noch dazu mit zwei kleinen Kindern, und eines davon krank?

Zunächst einmal ist unser Leben nie langweilig. Wir haben uns immer etwas zu erzählen, wir brauchen keine Gesellschaft. Wir haben in vielen Dingen den gleichen Geschmack, in manchen wieder nicht. Macht aber auch nichts. Zudem ist Michael der beste Vater, den meine Kinder sich wünschen können, und dafür liebe ich ihn besonders.

Natürlich hat auch er Macken, die schwer zu ertragen sind. Als Löwe muss ihm gehuldigt werden und wehe, wenn nicht. Zum mittelmäßigen Cheerleader bin ich schon aufgestiegen, um seinem Bedürfnis wenigstens von Zeit zu Zeit nachzukommen.

Trotz aller Belastungen von außen, dem Mangel an Zweisamkeit und Intimsphäre, des fehlenden Honeymoons, der zerplatzten Träume von Zeit »nur für uns beide«, geht es bei uns doch recht nett zu. Es fliegen schon mal die Fetzen, aber das ist gesund und klärt schließlich auch die Luft.

Ohne ihn wäre ich nicht die, die ich geworden bin. Ohne ihn wüssten meine Kinder den Begriff Vater nicht zu definieren. Ohne ihn wären viele kleine Wunder nicht möglich gewesen, weil ich sie nicht hätte sehen können. Und ich hoffe, dass ich nie sagen muss: »Ohne ihn…«

Es gibt keinen Menschen, der sagen würde »die Kuhnert, die Kiki, ach ja, die ist ganz nett.« So definiert sich mein Part in einer Freundschaft ganz einfach. Es gibt nur Leute, die über mich entweder sagen »super« oder »Katastrophe«, und damit ist völlig ausgeschlossen, dass sich in meiner Umgebung Jein-Sager wohl fühlen.

Wie sehr ich mich in den letzten Jahren verändert habe, spiegelt sich auch in der Wandlung meines Freundeskreises wider. Timmy habe ich es zu verdanken, dass ich heute die Menschen in meinem Umfeld klarer beurteilen kann. Bezeichnend und für mich das größte Kompliment ist, dass selbst Gefährten aus alten Tagen, die nach der Trennung des Ehepaares eher Schwierigkeiten im Umgang mit mir hatten, heute fast reumütig wieder auf meiner Couch sitzen und doch recht froh erscheinen, dass die alten Bande wiederhergestellt scheinen. Das zeugt doch von Größe, dass beide Seiten einen Schritt aufeinander zugehen, vielleicht weil jeder den Standpunkt des anderen verstanden hat und sich nicht scheute, Fehler einzugestehen, wenn auch manchmal wortlos.

Freundschaft ist für mich etwas sehr Wertvolles. Verrat, Illoyalität, Unehrlichkeit sind Dinge, die aus meiner Sicht nur zum Ende einer Freundschaft führen können. Ich habe aber auch gelernt, dass ich meinen Freunden meine Sichtweise der Dinge nicht oktroyieren darf. Und in dem gleichen Maße, wie ich in erster Linie bescheidener und gnädiger geworden bin, hat sich tief in meinem Inneren auch eine gnadenlose Kompromisslosigkeit entwickelt, die sich auf alles bezieht, was meinen Seelenfrieden und den meiner kleinen Familie stört. Frei nach dem Motto: Zwangsläufig erhöht sich tagtäglich die Zahl derer, die mich am Arsch lecken können. Mit Verlaub.

In meiner kleinen Welt dulde ich niemanden mehr, der in intriganter Absicht und voll Neid unsere Kreise stört und zu nichts nütze ist, außer Unfrieden zu sähen. Statt Egomanen, Ignoranten und Psychopathen habe ich lieber Träumer, Visionäre und Verrückte, die mit ihrem menschlichen Tiefgang und vielleicht auch ihren Spinnereien zum Denken Anstoß geben, mit denen man gehaltvolle Gespräche führen oder einfach völlig albern lachen kann. Meine Freunde dürfen angesichts meiner Unvollkommenheit in viele Fettnäpfe latschen und können sich bei allem, was sie aus lauteren Beweggründen tun, meiner Unterstützung immer gewiss sein.

Und das ist es doch, was Freundschaft ausmacht, füreinander da zu sein in allen Lebenslagen. Das habe ich zwar selbst am allerwenigsten erfahren, aber ich bin sicher, es lohnt sich, immer weiter daran zu glauben.

Einer meiner neu gewonnen Freunde, pikanterweise der Ex-Mann der heutigen Lebensgefährtin meines Mannes, der wiederum mit der Patentante meiner Tochter zusammenlebt, sagte etwas zu mir, das mich wirklich aus der Fassung brachte: »Für kein Geld auf der Welt würde ich mit dir tauschen wollen, aber ich würde alles Geld der Welt dafür geben, so sein zu können wie du.« Da habe ich geweint.

Schattenseiten

Trotz aller Bemühungen, die schrecklichen Geschehnisse im Zusammenhang mit Timmys Unfall zu verdrängen, werde ich doch durch den seit mehr als fünf Jahre andauernden Prozess gezwungen, mich damit intensiv auseinander zu setzen.

Die Gerichtslawine haben damals die Familienanwälte ins Rollen gebracht, ohne mein Zutun. Meine Haltung war eindeutig. Timmy würde durch ein Gerichtsurteil nicht gesund und deshalb habe ich etwaige Gerichtstermine eher als Belastung empfunden. Ich wollte das alles nicht. Nicht wieder und wieder den Schmerz aufkochen, der mich ohnehin permanent begleitete.

Erst nach und nach musste ich erkennen, was es heißt, für ein krankes Kind zu sorgen, welche finanziellen Opfer man bringen muss, um ihm die bestmögliche Versorgung angedeihen zu lassen. Ich war selbst irgendwann einmal nicht mehr ordentlich krankenversichert und musste mich darum kümmern, den Versicherungsschutz für meine Kinder und mich nicht zu verlieren, und das kostet jeden Monat ziemlich viel Geld.

Klaglos habe ich mich beruflich zurückgezogen, mein Leben wäre anders nicht zu organisieren gewesen. Das bedeutete aber auch, dass ich gänzlich ohne Einkommen war. Durch die wirtschaftlichen Nöte, das Betteln bei der Familie und den permanenten finanziellen Druck schärfte sich langsam mein Streben, den Prozess gegen den Betreiber des Restaurants, in dem wir die Feier zu Kiras Taufe abgehalten hatten, auch zu meiner Angelegenheit zu machen. Schließlich wollte ich der Gerechtigkeit ihren Platz verleihen.

Die Existenz dieses nicht mehr benutzten, alten Schwimmbeckens, seine Lage und Beschaffenheit war, wie ich später herausfinden sollte, im ortsansässigen Golfclub mehrfach Anlass zu heftigen Diskussionen in den Mitgliederversammlungen gewesen. Man befürchtete allerseits, dass nach heftigen und alkoholträchtigen Feiern der eine oder andere Gast bei seinem Gang aus der Festscheune unbemerkt in diesen Pool hätte fallen und ertrinken können.

Welche Ironie des Schicksals, dass es ausgerechnet mein Sohn sein musste, der vierzig Stunden nach seinem Unfall dafür sorgte, dass das Ordnungsamt das Unglücksbecken per Bagger zuschaufeln ließ. Wenn doch nur vorher ... wenn, wenn, wenn. Doch es war Timmy, dem dieses verfluchte Ding zum Verhängnis wurde. Mein Sohn war, wie ich den Gerichtsakten fast vier Jahre nach der Katastrophe entnahm, in fünfzig Zentimeter tiefem Brackwasser ertrunken. In einem ungesicherten, hinter einem Gebüsch befindlichen, stillgelegten Pool auf einer zu einem öffentlichen Lokal gehörenden Anlage, fünfzehn Meter von dem Platz entfernt, an dem ich mich aufhielt. An dem alle versammelt waren, die in seinem Leben die Sterne am Himmel ausmachten.

Habe ich, obwohl ich noch bei Abfahrt von der Kirche fast einen Streit vom Zaun gebrochen hätte, weil meine Schwiegereltern Timmy in ihrem Cabrio mit zur Golfanlage nehmen wollten, habe ich meine Aufsichtspflicht verletzt? Ich hatte Angst, dass ihm in dem Wagen ohne Kindersitz, angeschnallt auf dem hinteren Notsitz, etwas passiert. Hätte ich diese Angst nur ausgelebt, statt mir zu verordnen, dass diese paar Meter schon gut gehen würden. Hätte ich nur einen Familieneklat vom Zaun gebrochen, hätte womöglich Kiras Taufe total versaut, aber immerhin wäre ich mit zwei gesunden Kindern nach Hause enteilt und hätte lediglich verdutzte und betretene Gäste zurückgelassen. Wie sehr habe ich mir im Nachhinein einen meiner berüchtigten Temperamentsausbrüche gewünscht. Wenn ...

Habe ich Schuld auf mich geladen, weil ich mich für ein paar Minuten zurückziehen wollte und mein Kind in der behüteten Gesellschaft der wichtigsten Menschen in seinem Leben zurückließ? Mit dem seligen Gefühl, dass er eingewoben in einen Kokon aus Liebe, Wärme und Zärtlichkeit, wahrscheinlich schmusend von einem Schoß auf den anderen rutschte?

Am Ende wird das Gefühl bleiben, dass ich ihn auch für diesen winzigen Augenblick nicht hätte allein lassen dürfen. Timmy ist nur deshalb verunglückt, weil ich für einen Moment nicht wie sonst an seiner Seite war. Wenige Meter durch die geöffnete Tür mit dem Geschehen verbunden und doch Lichtjahre entfernt.

Kann ich also heute den Vorwurf, ich hätte meine Aufsichtspflicht vernachlässigt, guten Gewissens von mir weisen?

Ja, ich kann! Ethisch, moralisch, grundsätzlich. Und das muss ich nun seit mehr als fünf Jahren vor Gericht beweisen. Wie viel Zeit verschwendete ich schon mit dem Lesen von nervtötenden Vernehmungsprotokollen? Ich bin noch heute fassungslos über die fürchterlichen Versuche der Gegenseite, alle Schuld von sich zu weisen, Zeit zu gewinnen. Denn es geht um Geld!

Die Gegenseite hat es zwar bis heute vermieden, sich nach dem Befinden meines Kindes zu erkundigen, ihr Bedauern über die Geschehnisse auszudrücken oder gar Hilfe anzubieten. Statt dessen hält der bedrückende Zustand des schwebenden Verfahrens an. Die Nerven einer Mutter und ihre seelische Verfassung geraten da zur Nebensache.

Ein wirklich schönes Ding war das Gutachten zur Feststellung der verbleibenden Lebenserwartung meines Sohnes, um die Rente zu errechnen, mit der er auskommen sollte. Der zweifelhafte Gutachter war völlig erstaunt, als ich darauf bestand, meinen Sohn vor Verkündigung seines vermuteten Sterbedatums aus dem Zimmer zu bringen. Er konnte sich offensichtlich nicht vorstellen, wie man einem so wenig kommunikativen Stück Fleisch denn noch psychischen Schaden zufügen konnte. Ich würde diesem Herrn Professor dringend die Lektüre des Buches *Verdammte Stille* empfehlen, in dem ein zur völligen Bewegungslosigkeit verurteilter Mensch nur mit Zwinkern seiner Augenlider seine Empfindungen mitteilt. Vielleicht erweitern die dort enthaltenen Schilderungen sein Vorstellungsvermögen.

Bei der letzten Verhandlung war es dann vorbei mit meiner Disziplin und meiner Bereitschaft zur Selbstkasteiung. Nach drei Verhandlungsstunden bin ich total ausgerastet und habe eine Zeugin lauthals angeschrien. Der Vorsitzende hat mich noch nicht einmal zur Ordnung gerufen. Als ich mich für meinen Ausbruch entschuldigte, wendete er sich lediglich der Zeugin zu und sagte: »Dafür haben wir doch alles Verständnis der Welt, nicht wahr?«

Es war wohl auch der abschließende Verhandlungstag, zumindestens vor dem Oberlandesgericht. Unser Anwalt, der für ein solches Verfahren geradezu prädestiniert zu sein scheint, ist sicher, dass es gut gelaufen ist. Er hat uns über Jahre herausragend betreut und als einer der Richter uns einen Vergleich anbot und ich völlig ratlos dastand und restlos entscheidungsunfähig war, wendete er ein, dass wir es Timmy schuldig wären, die Sache bis zum bitteren Ende durchzuziehen. Das hat mich gleichermaßen gerührt und angespornt. Der nächste Weg wäre zum Bundesverfassungsgericht in Karlsruhe. Ich fürchte, das bleibt mir nicht erspart.

Glück

Meine Mutter erzählt mir oft mit Tränen in den Augen von ihrem Schmerz. Von der Sorge um mich, ihr eigenes Kind, und den Gram über Timmys Lebensumstände.

Voller Bitterkeit spricht sie in diesen Momenten davon, wie sehr es sie belastet, dass mein Leben in solchen Bahnen verläuft; von all den Wünschen, die sie mir schon bei meiner Geburt mit auf den Weg gegeben hat; von dem inbrünstigen Bestreben, mich schon als Kind auf glückliche, möglichst unbeschwerte Pfade zu schicken, und ihrer Hoffnung, dass am Ende unserer Geschichte noch ganz viel Glück auf mich und meine Kinder wartet.

Vor nicht allzu langer Zeit hatten wir wieder einmal eine solche Unterhaltung und während wir so sprachen, stellte ich auf einmal etwas sehr Schönes fest. Es fiel mir selbst erst auf, als ich mich reden hörte, um ihre Ängste und ihre Bitterkeit zu mindern.

Ich bin glücklich!

Trotz des täglichen Kampfes und der ständigen Sorge bin ich tatsächlich zu einem zutiefst zufriedenen Menschen herangereift. Mein Sohn hat mir ganz viel gezeigt. Und er hat mir beigebracht, was Glück wirklich bedeutet. Er hat meinen Blick und mein Empfinden dafür nicht nur geschärft, sondern erweitert. Er hat mir eine wundersame Bescheidenheit beigebracht. Und er hat mich gelehrt, die tatsächlichen Glücksmomente auch intensiv als solche zu erleben, als Kraftquelle für das nächste Drama, für die nächste Herausforderung.

Timmy hat dafür gesorgt, dass ich Niederlagen wegstecken kann, denn morgen ist wieder ein neuer Tag. Und das Allerwichtigste: Er hat mich gelehrt, in der Gegenwart zu leben. Nicht in der Vergangenheit und nicht in der Zukunft. Sondern heute. Gut oder schlecht, wer weiß, was morgen ist? Und gestern ist wirklich schon verdammt lange her.

Zuwendung, aus welchen Grund auch immer – aus Liebe, aus Dankbarkeit, aus Respekt, aus Achtung oder Anerkennung – empfinde ich heute als besonderes Geschenk.

Meine Kinder, Kiras Arme um meinen Hals, Timmys Lächeln am Morgen nach einer ruhigen Nacht, der Frühling als Neubeginn allen Lebens, meine Familie, meine Schwiegereltern, mein Partner, meine Freunde, meine Delphine und jeder Sonnenstrahl am Morgen, dies alles ist für mich ein Geschenk.

Ich weiß jetzt, was Glück ist. Die kleinen Wunder, jeden Tag. Auch die Rückschläge sind ein Teil davon. Denn nur wer aus dem Jauchefass gesoffen hat, weiß den prickelnden Genuss von Champagner zu schätzen. Und wenn man das wirklich begriffen hat, dann tut es auch der Sekt von Aldi. Deshalb kann ich meiner Mutter ruhigen Gewissens zulächeln und ihr sagen: »Ich ganz allein für mich, ganz unabhängig von äußeren Umständen, nur ich, ich bin wirklich glücklich.«

Wenn meine kleine Tochter mich am Morgen weckt

und vor Freude ganz außer sich ist. »Mami, Mami, den Sonnenaufgang musst du dir anschauen«, dann weiß ich, der Tag wird gut. Dann weiß ich, dass Kira glücklich ist, weil es mir gelungen ist, ihren Blick auf die Schönheit eines Sonnenaufgangs zu richten. Dann weiß ich, was Glück ist.

Wenn ich darüber nachdenke, dass ich in all der schlimmen Zeit immer meine Familie an meiner Seite hatte, die meinen Kummer zwar nicht mildern konnte, mich aber durch finanzielle Unterstützung von der Sorge um das nackte Überleben befreite. Meine Familie, die in meinem Leben eine ungeheuer wichtige Rolle übernahm, als es mir am schlechtesten ging, nicht nur als Finanziers. Und wenn ich dann in mich hineinhorche und die Dankbarkeit spüre, dann weiß ich, was Glück ist.

Wenn ich an meinen Vater denke, den ich erst jetzt wirklich gefunden habe, die zärtliche, verständnisvolle Liebe erfahre, die er mir entgegenbringt, dann weiß ich, was Glück ist.

Wenn ich an meine Schwiegereltern denke und an die Zuwendungen, die sie zur Realisierung der vielen Therapien für mein Kind beigesteuert haben. Wenn ich überlege, wie weh es ihnen getan haben muss, als ich ihre Familie de facto verließ. Und wenn ich merke, dass mein Platz und der meiner Kinder in ihrem Herzen trotzdem noch der gleiche ist, dann ist auch das eine Form von Glück.

Wenn ich an die Handvoll Menschen denke, die ich auf meinem steinigen Weg seit Tims Unfall verloren geglaubt doch wieder gefunden habe, dann weiß ich, was Glück ist.

Wenn ich daran denke, was aus *dolphin aid* geworden ist, in der klaren Gewissheit, dass diese Organisation Sonne in das Leben kranker Kinder bringt. Und dass die Mitglieder der großen *dolphin-aid*-Familie sich vor allem deshalb glücklich schätzen, weil keiner fragt: »Worüber hast du denn heute schon geheult?« Auch dann weiß ich, was Glück ist.

Wenn mir all die Menschen einfallen, die mir auf meinem Weg begegnet sind, die meinen Geist und meine Seele erreicht haben, die mit mir ein Stück des Weges gegangen sind. Dann weiß ich, was Glück ist.

Wenn ich an Menschen denke, die sich von Timmy inspirieren und von seiner Seele gefangen nehmen ließen, die seinem Ruf gefolgt sind, um ihm und auch anderen Kindern zu helfen, auch dann weiß ich, was Glück ist.

Wenn ich das sichere Gefühl verspüre, mit welch einer Affenliebe ich an meinen Kindern hänge und wie wichtig wir einander sind. Wenn die natürliche Symbiose unseres kleinen Familiengefüges sichtbar und spürbar wird, wenn ich weiß, dass ich meine beiden Kinder immer so lieben werde, wie sie gerade sind, in der bedingungslosen Bereitschaft, ihnen zu folgen, in all ihren möglichen Entwicklungen. Vor allem dann weiß ich, was Glück ist.

Wenn ich die Hand meines Partners fühle, während ich durch scheinbar undurchdringbare Wirren tappe, und mich seine Liebe erreicht, um mir Mut zu machen. Wenn er mir kurz vor einem Nervenzusammenbruch verzeiht, dass ich ihn verletzt habe, um mich dann in seinen Armen aufzufangen. Und wenn ich nachts seinen Atem höre und weiß, dass ich nicht allein bin, weil er alles mit mir trägt, so gut er kann. Auch und gerade dann weiß ich, was Glück ist.

Und wenn ich mir ganz zum Schluss vorstelle, dass Timmy eines Tages, ganz am Ende dieser Geschichte, ein glückliches, selbständiges Leben vor sich hat, in dem er sich immer auf die Liebe seiner Schwester verlassen kann, auch wenn ich einmal nicht mehr da bin.

An diesem Punkt meines Lebens denke ich und wünsche ich mir ganz fest, wird das Glück nicht mehr zu fassen sein, und ich hoffe, dass die ganz wichtigen Menschen, an diesem Tag zu mir sagen: »Kiki, könntest du vielleicht einen Moment von da oben zu uns herunterkommen?« Dann werde ich nämlich nur noch schweben und endlich ganz genau wissen, was Glück ist.

Zeitreise

Die Delphin-Therapie ist zwar immer noch das Hauptanliegen unserer Reisen nach Florida, doch wir haben im Laufe der Jahre in Miami nicht nur ein zweites Zuhause gefunden, sondern auch das therapeutische Team um Timmy durch ausgezeichnete Fachleute erweitert. Professor Brucker, der Leiter des »Biofeedback-Labors« des Jackson Memorial Hospitals in Miami, ist für Tim zu einem unersetzlichen Helfer geworden. Der Wissenschaftler und Arzt hat mich durch sein Verhalten von der ersten Sekunde an für sich eingenommen.

Als er Tim im Rahmen einer mehrstündigen, groß angelegten Sitzung zum ersten Mal begutachtete, begrüßte er Barbara, die ich zur Verstärkung mitgebracht hatte, und mich zwar freundlich, aber knapp. Er nahm sich einen Stuhl, setzte sich vor Tim hin und erklärte ihm eine geschlagene Stunde lang, während er Timmys Kopf fast zärtlich in seinen Händen hielt, was es mit der neuromuskulären Biofeedback-Methode auf sich habe, worauf es ankomme, was der Computer aufzeichnen könne, was diese Anwendung für ihn bedeutete und welche Ziele er, Brucker, für Timmy zu stecken gedenke.

Mein Sohn war genauso fasziniert wie Barbara und ich. Er hörte dem Professor die ganze Zeit über gebannt zu und begann schließlich, ihm in seinen eigenen Lauten zu antworten. Nach einer Stunde beendete Professor Brucker seine Ausführungen mit den Worten: »Was denkst du, Timmy, hat deine Mutter noch Fragen?«

Timmy blühte regelrecht auf, natürlich hatte seine Mutter keine Fragen mehr, das war jetzt eine Angelegenheit der beiden Männer.

Nachdem Timmy alle Anweisungen des amerikanischen Arztes tatsächlich ohne zeitliche Verzögerung befolgt oder es wenigstens versucht hatte, lernte ich zum ersten Mal in meinem Leben einen Computer lieben.

Mit Hilfe der auf seinem Rücken befestigten Elektroden sprach Timmy zu uns, durch diese elektronische Maschine. Natürlich sprach er nicht wirklich, aber die Auswertungen auf dem Bildschirm erzählten uns, dass er jedes Wort dieses Englisch sprechenden Professors verstanden hatte, dass er nicht nur begriff, was Brucker von ihm wollte, sondern das auch umgehend in die Tat umzusetzen versuchte. Nun wussten wir endlich, dass seine Grenzen rein körperlicher Natur waren, dass seine Ohren alles Gesagte hörten, die Weiterleitung in seinen kleinen Kopf ebenfalls funktionierte, sein als unwiederbringlich geschädigt eingestuftes Gehirn versuchte, die Informationen weiterzugeben und die Probleme erst dort begannen, wo die Nervenbahnen zu den einzelnen Körperteilen gefragt waren.

Ich habe ziemlich geheult. Barbara war fix und fertig, ihr fachliches Weltbild hatte, was Timmy anbelangt, zwar häufiger gewankt, aber nun standen wir zusammen vor der Klinik, jede mit einer Zigarette in der Hand, und zitterten, fingen immer wieder an zu weinen und lachten gleichzeitig, wenn wir Timmy überschwänglich erklärten, wie stolz wir auf ihn waren.

Ich hatte also immer Recht gehabt. Ich war nicht völlig übergeschnappt. Timmy verstand jedes Wort! Sogar auf Englisch!

Dass er vom Sprachverständnis her komplett zweisprachig war, hatte ich zwar immer vermutet, aber es aus Angst vor der Nervenklinik vermieden, irgendjemandem davon zu erzählen. Es hätte mir ohnehin keiner geglaubt.

In dieser wunderbar gelösten Stimmung und während der Vorbereitung auf unser erstes, herrlich amerikanisches Weihnachtsfest, bekam ich ein Fax von Dr. Ibach mit der Bitte, ihn doch mal in Remscheid zu besuchen. Er bat mich um ein Gespräch möglichst bald nach meiner Rückkehr. Von verschiedener Seite war er, ausgelöst durch die mittlerweile umfassende Berichterstattung über die Delphin-Therapie, auf das Thema angesprochen worden. Es hatte sich wohl herumgesprochen, dass er es war, der Timmy an diesem verhängnisvollen Tag seines Unfalls behandelt hatte.

Gerne kam ich seiner Bitte nach. Seine Worte über mein Kind an diesem schrecklichen Tag und den endlos langen danach, hatten mir in vielen Momenten tiefster Niedergeschlagenheit immer wieder Mut gemacht. »Zu fünfundneunzig Prozent … und in den anderen fünf Prozent stecken wir nicht drin …« Seitdem war ich auf der Suche nach den fünfundneunzig Prozent. Schließlich musste es irgendetwas gegeben haben, das ihn hatte glauben lassen, Timmy würde diesem Trauma ohne nachhaltigen Schaden entgehen.

So fuhr ich an einem grauen Januarmorgen wohlgelaunt nach Remscheid und freute mich darauf, diesen einfühlsamen Arzt wieder zu sehen. Kurz bevor ich in die Straße einbog, die zum Krankenhaus führt, fing ich an zu zittern. Völlig unkontrolliert schlotterte ich derart, dass ich kaum weiterfahren konnte. Mein Zähne schlugen aufeinander, obwohl ich nicht fror. Die Tränen liefen mir über das Gesicht, und ich verlor die Kontrolle über meine Nerven und meinen Körper. Was war ich doch für ein dummes Schaf! Keine Minute, keine Sekunde hatte ich darüber nachgedacht, was es für mich bedeuten würde, nach all den Jahren zum ersten Mal wieder in diese Klinik zu kommen. Für wie klug oder stark hielt ich mich eigentlich?

Völlig überrascht über meine eigenen Reaktionen betrat ich immer noch zitternd die Klinik. Der Geruch, der doch in jedem Krankenhaus anders ist, ließ mich fast erbrechen. Ganz abwesend teilte ich der Sekretärin mit, wer ich war und was ich wollte. Als wenn ich mich selbst durch eine Fernsteuerung bediente.

Natürlich sprachen Dr. Ibach und ich länger als geplant. Er wollte alles über Timmy wissen, so dass ich zwischendurch immer wieder zu Hause anrufen musste, um zu hören, ob alles in Ordnung war.

Wie in Trance entschloss ich mich, auch die Intensivstation zu besuchen. Ich wollte die Schwestern sehen, wollte wie so oft in meinen Albträumen noch einmal erleben, wie alles gewesen ist.

Die Rückfahrt geriet für mich zu einer endlos scheinenden Reise in die Vergangenheit. Noch einmal lief alles wie ein Film vor meinem inneren Auge ab.

Der Moment, als sie mich fragten: »Ist Timmy bei dir?«, die verzweifelte Suche, der Anblick, als sie meinen Sohn bargen, mein Schrei, die endlosen Versuche, ihn wieder zum Leben zu erwecken, der Rettungshubschrauber, der mir heute ständig begegnet, manchmal hinter Büschen an der Autobahn auf mich lauert, um mich zu erschrecken.

Als ob es noch einmal Realität würde, fliegt er in diesem Film nun wieder vor mir her, mit meinem Sohn. Wieder ist da diese Todessehnsucht, ich will nicht mehr, Timmy ist ertrunken, ich rieche die Intensivstation, als wäre ich immer noch dort, höre die Stimme meines Sohnes, die mich ruft, wie in jener Nacht nach dem Unfall. Durchlebe die unendliche Sehnsucht nach meiner kleinen Tochter, meinem Baby, die ich über Monate nicht zulassen darf, wippe in dem Schaukelstuhl, in dem ich Wochen an Timmys Bett zugebracht habe, sehe schemenhaft Ärzte, gute, schlechte, nette und weniger freundliche, ihre Namen habe ich längst vergessen. Ich sehe die Besucher in den Krankenhäusern, ihre Fassungslosigkeit, ihre Tränen, die Schwestern, die froh sind, dass ich endlich weine, die sich um Timmy sorgen, fahre nach Rom mit meinen Kindern, und das alles in wenigen Minuten.

Ich sehe Heiler und Scharlatane, fühle Hoffnung und Verzweiflung gleichermaßen, wie in den Momenten, als sie real waren. Sehe meine Kinder heranwachsen, spüre den Stich ins Herz, wenn Kira die gleichen Worte wie Timmy erfindet, erlebe den Tag, an dem

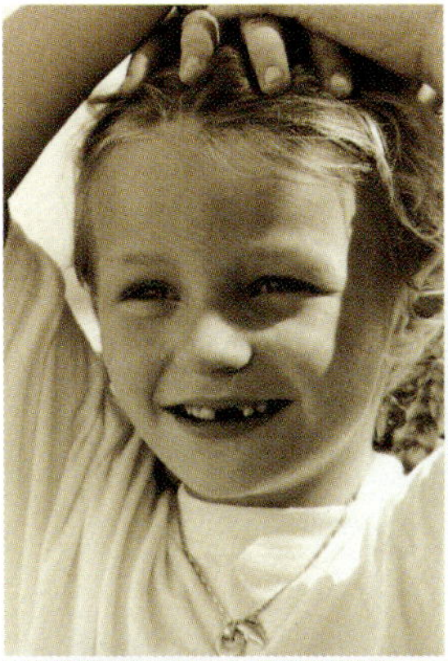

Tims Schwester Kira.

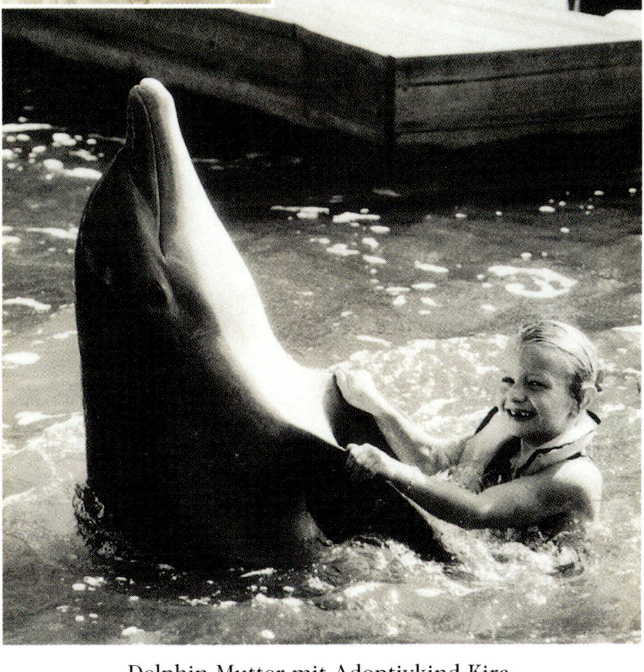

Delphin-Mutter mit Adoptivkind Kira.

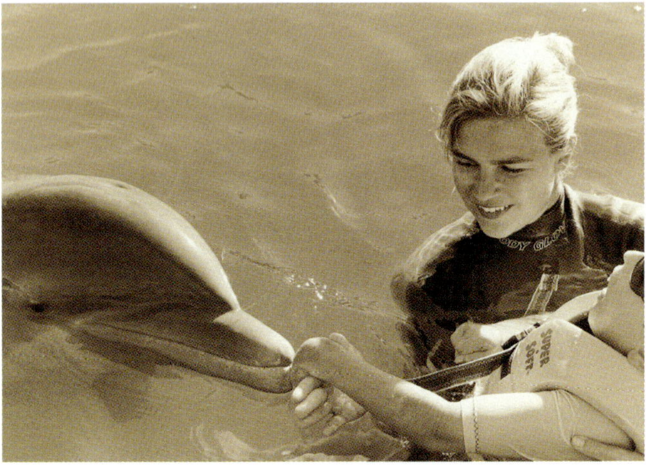

Barbara und Tim während einer Therapie-Stunde.

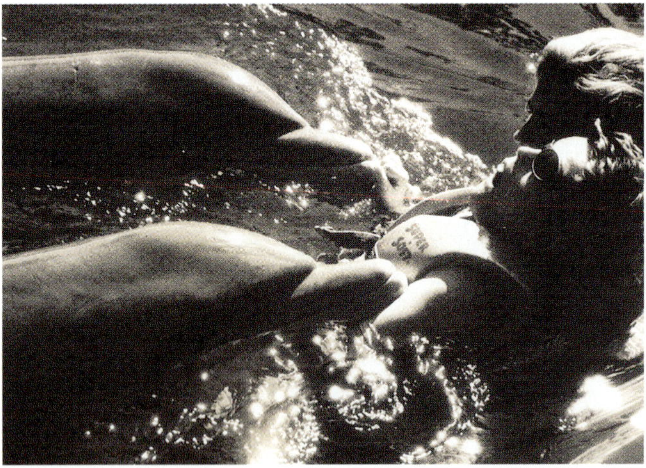

Die Delphine stellen sich ganz auf ihren kleinen Patienten ein.

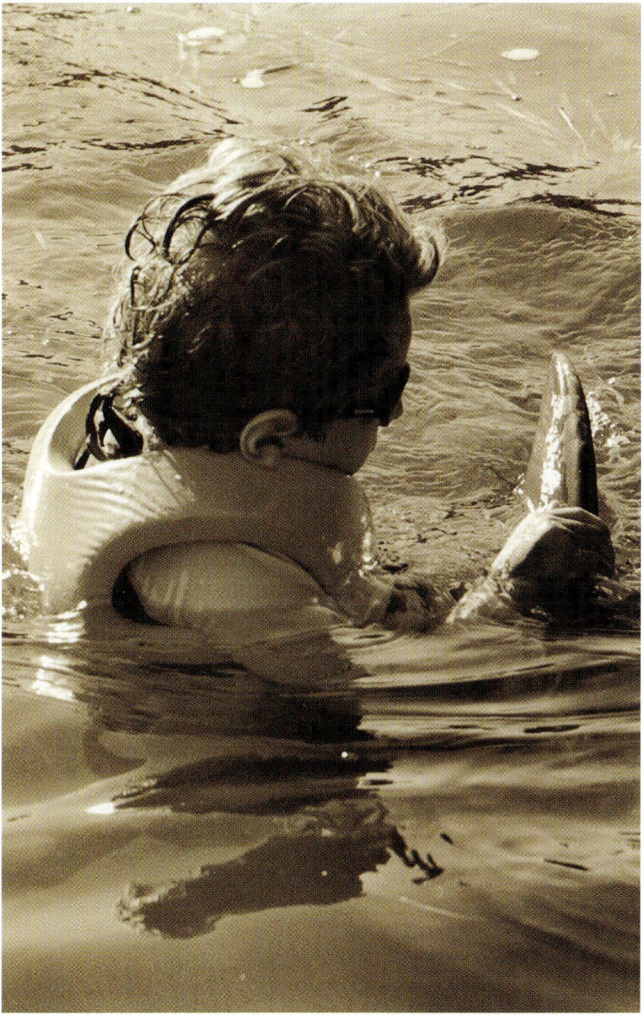

»Ich kann mich schon ganz alleine festhalten!« – Tim mit Delphin Spunky.

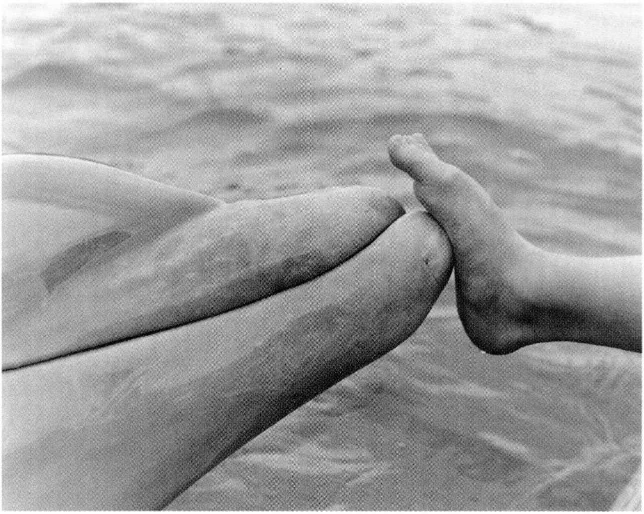

Berührungen . . .

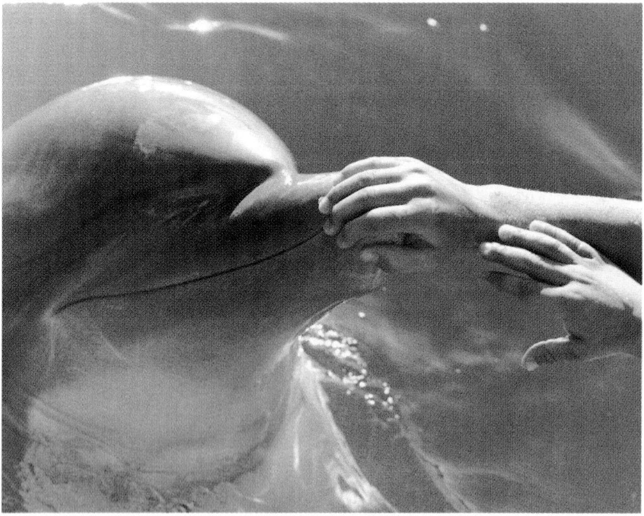

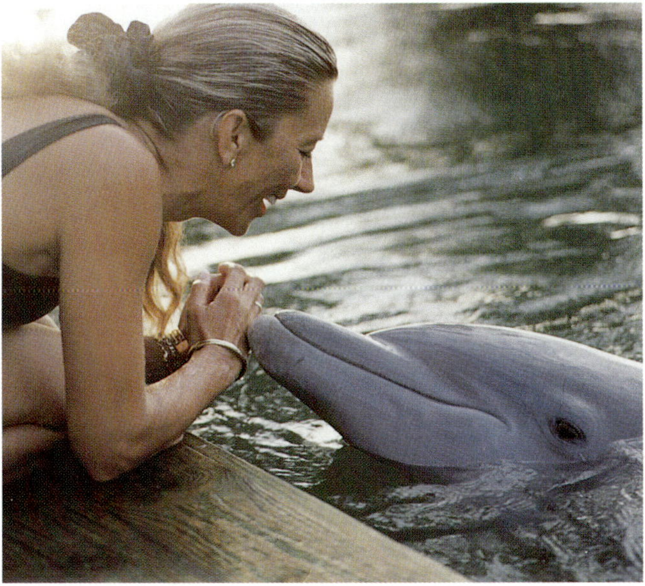

»Meine Freundin Spunky, mit der ich weder Kaffee trinken noch eine Zigarette rauchen kann.«

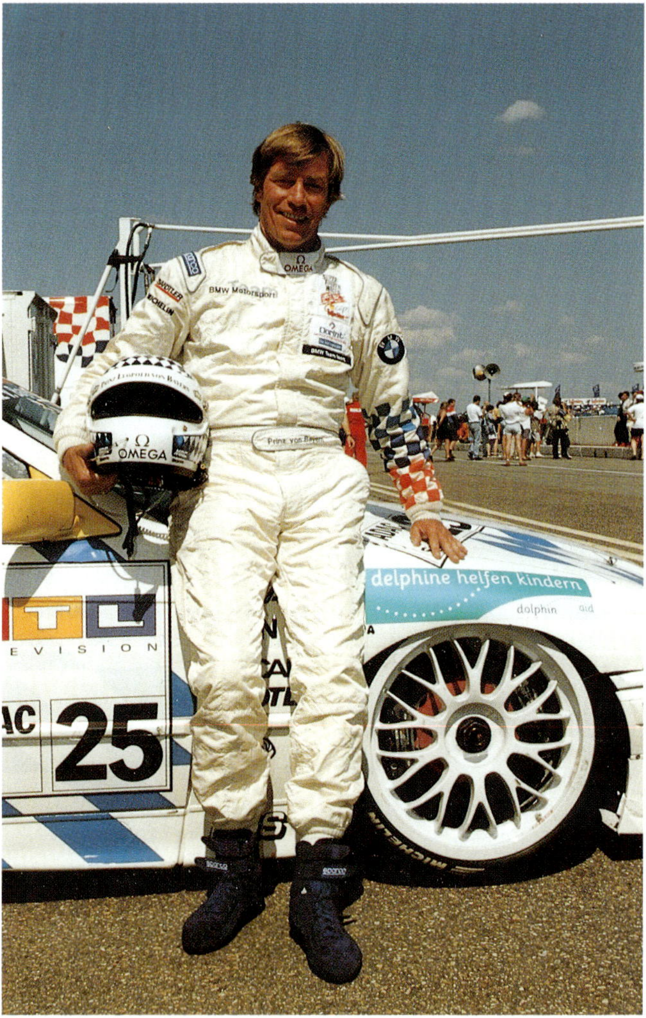

Der »schnelle« Schirmherr wirbt auch auf der Rennstrecke für *dolphin aid*.

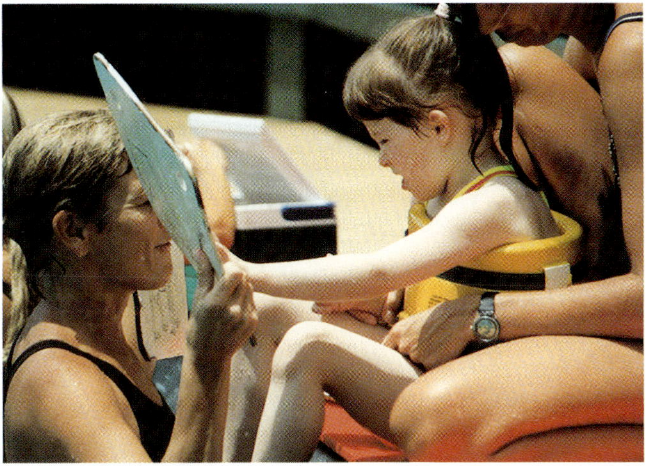

Die kleine Katharina übt mit Symboltafeln.

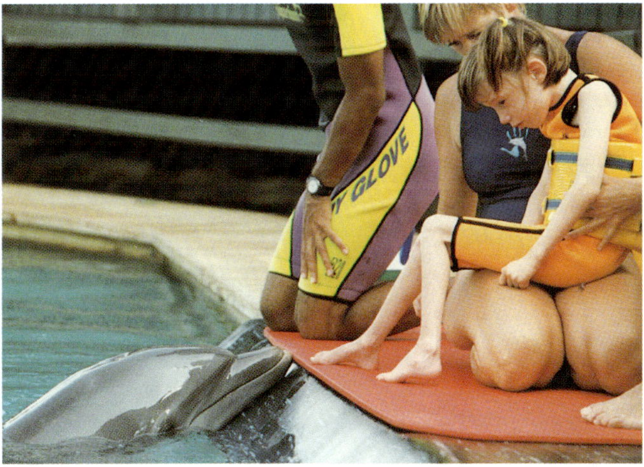

Eine erste Annäherung: Alexandra zu Beginn der Therapie.

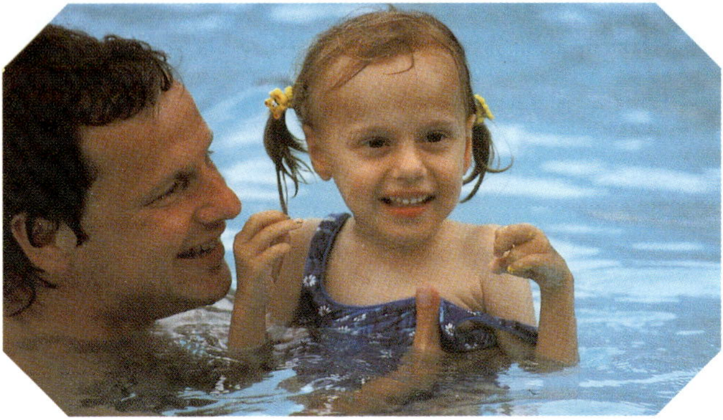

Glückliche Kristina: Ein Lächeln für die Delphine . . .

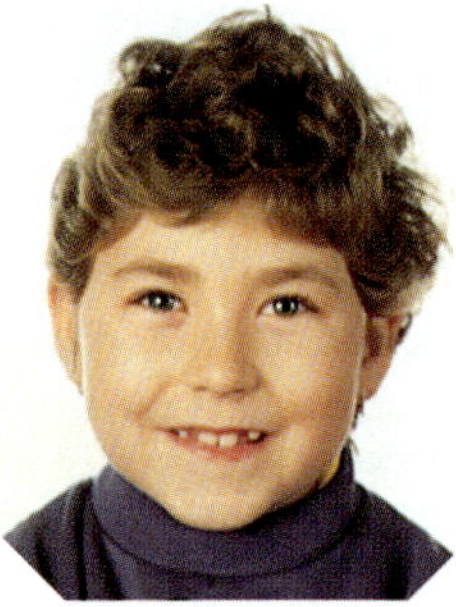

Ein Star der *dolphin-aid*-Kinder: Cindy hat ihre Krankheit fast überwunden!

Ein tolles Team: Lukas, Dingy und Therapeut Donny.

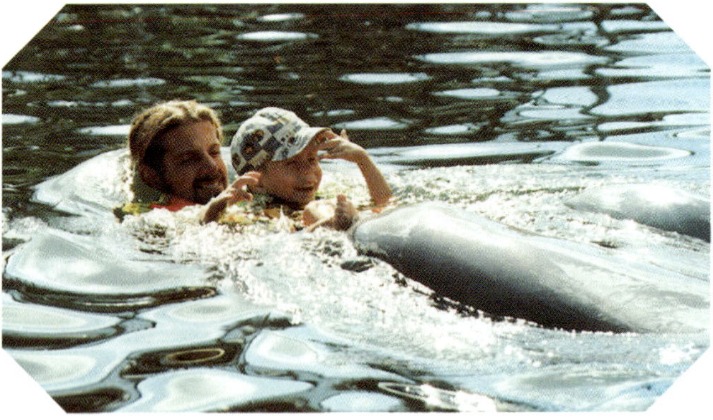

Kira Timmy überholt hat und es keinen Vergleich mehr gibt, weil Timmys weitere natürliche Entwicklung irgendwann zu Ende war. Fahre die Strecken zur Therapie hin und zurück, durchwache all die seit Jahren durchwachten Nächte, sorge mich um Kiras unbeschadete Entwicklung, spreche mit Spezialisten, merke, wie meine Kraft scheinbar zu Ende geht, um mich sogleich zu erholen und fast trotzig die nächste Schlacht zu schlagen.

In Sekunden fliege ich nach Amerika und zurück, Delphine schwimmen durch meine Gedanken, Therapeuten lachen mir zu, die Sonne wärmt meine Haut …

Bei diesem Gefühl der Wärme fällt mir eine Geschichte ein, die mir einmal jemand erzählt hat. Diese Geschichte möchte ich vor allem für meine Freundin Biggi Feldmann zu Papier bringen: Uns verbindet eine unendliche Tiefe, denn auch sie hat einen kranken Sohn. Phillip wurde ein Jahr vor Timmy geboren. Sie forderte mich auf, eine Fruchtwasseruntersuchung vornehmen zu lassen. Sie gehörte vor der Geburt ihres Kindes eher zu den Frauen, denen ich niemals die Sorge um ein krankes Kind zugetraut hätte. Doch ohne sie hätte ich viele Namen nicht gehört, viele Fragen nicht gestellt, viele Straßen nicht gefunden. Timmy hätte nicht einmal einen Behindertenausweis ohne sie. Ihr ganz besonders möchte ich die folgende Geschichte widmen:

Gott schwebt über die Erde und sucht sich die Werkzeuge der Arterhaltung mit großer Sorgfalt und Überlegung aus. Er beobachtet genau und diktiert seinen Engeln in sein internes Fortpflanzungsbuch.

»Eva Müller, Tochter, Schutzengel Matthias; Gabi Schmitz, Sohn, Schutzengel Kunigunde; Carola Kastner, Sohn, Schutzengel? Gebt ihr Gerhard, der ist an Flüche gewöhnt.«

Schließlich diktiert er einem Engel einen Namen in die Feder und sagt lächelnd: »Diese beschenke ich mit einem behinderten Kind.«

Der Engel ist erstaunt. »Warum sucht ihr gerade sie aus, Herr? Sie ist doch so glücklich.« – »Genau deshalb«, sagt Gott und lächelt wieder. »Wie kann ich einem kranken Kind eine Mutter geben, die nicht lachen kann? Das wäre ja grausam.«

»Geduld hat sie auch nicht«, sagt der Engel.

»Ich will ja gar nicht, dass sie Geduld hat. Sonst ertrinkt sie am Ende in einem Meer aus Trauer und Selbstmitleid. Wenn der erste Schmerz und der Schock vorbei sind, wird sie alles tadellos zuwege bringen. Heute habe ich ihr zugesehen. Sie hat das richtige Gespür für Unabhängigkeit und Selbstständigkeit. Und das ist bei Müttern leider selten, aber absolut notwendig. Hör zu, das Kind, das ich ihr schenken werde, wird in einer anderen, in seiner Welt leben. Und sie muss es dazu bringen, in der ihren zu leben. Das wird nicht einfach sein.«

»Aber Herr, soviel ich sehen kann, glaubt sie nicht einmal an dich.«

Gott schmunzelt.

»Das macht nichts. Das bringe ich schon in Ordnung. Doch, doch, ich halte sie für hervorragend geeignet. Sie hat genügend Egoismus.«

Der Engel ringt nach Luft: »Egoismus? Ist das vielleicht etwas Gutes?«

Gott bejaht es. »Wenn sie sich nicht gelegentlich von dem Kind trennt, wird sie die Belastung nicht ertragen und es wird ohnehin schwer für sie sein, alles auszuhalten. Genau diese Frau ist es, die ich mit einem nicht ganz vollkommenen Kind beschenken werde. Sie weiß es zwar noch nicht, aber sie ist wirklich zu beneiden. Nie wird sie ein gesprochenes Wort als Selbstverständlichkeit hinnehmen, nie einen Schritt als etwas Alltägliches. Wenn ihr Kind zum ersten Mal Mama sagt, wird ihr klar sein, dass sie ein Wunder erlebt. Wenn sie ihrem blinden Kind einen Baum, einen Sonnenuntergang schildert, wird sie ihn so sehen wie nur wenige Menschen meine Schöpfung. Ich werde ihr erlauben, alles deutlich zu erkennen, was auch ich erkenne. Grausamkeit, Vorurteile, Unwissenheit. Und ich werde ihr erlauben, sich darüber zu erheben. Sie wird niemals allein sein. Jeden Tag ihres Lebens, jede Minute. Weil sie meine Arbeit ebenso sicher tut, als wäre sie hier neben mir.«

Immer noch laufen die Tränen über mein Gesicht, ich fühle den salzigen Geschmack. Bis hierher haben wir es, hat Timmy es geschafft. Wir lassen uns nicht unterkriegen, auch wenn die beschissenste aller Zeiten noch einmal so real wird. Und gemeinsam werden wir es auch weiterhin schaffen.

Ich habe lange gebraucht, um die Folgen dieses so unbedarft geplanten Besuches zu verkraften. Zu naiv habe ich meine eigene Verfassung eingeschätzt, oder besser gesagt, machte ich mir darüber überhaupt keine Gedanken. Das Positive an diesem Erlebnis war, dass ich Timmy aus der Ferne betrachten und seine

Entwicklung, so weit eine Mutter dazu fähig ist, objektiv analysieren konnte.

Nach deutschen Maßstäben, Diagnosen und dem entsprechenden Sprachgebrauch ist Timmy immer noch ein »mehrfach schwerstbehindertes Kind«, das sein tägliches Leben nicht alleine meistern kann und rund um die Uhr betreut werden muss.

Ich hasse diese Bezeichnung, weil sie alle Fortschritte, jedes kleine Wunder, all die Siege, die wir mühevoll gemeinsam errungen haben, sehr entmutigend infrage stellt. Denn Timmy ist vor allem eines, ein glückliches, ausgeglichenes Kind. Er hat verstanden. Er weiß, dass wir verstanden haben. Er und ich, wir kommunizieren hervorragend. Er liebt es, wenn meine Ausdrucksweise ins wenig Damenhafte abdriftet, grinst unverschämt süß, wenn ich wieder einmal fluche und hoffe, dass Kira mich nicht hört. Und er dreht seinen Kopf mit dem bezauberndsten aller Lächeln zu mir, wenn ich um einen Kuss bitte. Der Schmuser.

Wir sind ein Team. Alles, was wir zu erledigen haben, ist zwar mit einem erhöhten Schwierigkeitsgrad verbunden. Aber wir sind zusammen und wenn wir nicht gerade drei Schritte zurück machen, gehen wir gemeinsam kontinuierlich nach vorne.

Hätten wir irgendwann den Mut oder die Kraft verloren, uns auf die Aussagen anderer verlassen, hätten wir die Delphine nicht getroffen und wären wir nicht, fast wundersam, in jedem tiefen Tal einem besonderen Menschen begegnet, würde Timmy heute irgendwo in einem Pflegebett liegen und beatmet werden, über Sonden ernährt, röchelnd und speichelnd. Und wahrscheinlich wäre er genauso klar bei Verstand wie auch jetzt und sein Leiden damit unerträglich, aber keiner würde es ahnen.

Und bei allem, was ich gelernt habe, bei allem, was ich weiß und ahne, halte ich es lieber mit dem amerikanischen Begriff der »special needs children«. Mein Sohn ist eben ein Kind mit besonderen Bedürfnissen. Nicht mehr und nicht weniger …

Epilog: »Aus Steinen, die im Weg liegen, kann man Brücken bauen«

»Sie können jetzt nicht mehr sagen, da gibt es einen völlig verrückten amerikanischen Psychologen und eine durchgeknallte deutsche Mutter,« habe ich einem netten Jornalisten vor einiger Zeit auf die Frage geantwortet, wie denn die deutsche Ärzteschaft auf *dolphin aid* reagiere. »Wir sind jetzt schon in paar mehr.«

Das stand dann auch wörtlich so in der Zeitschrift. War mir zunächst etwas peinlich. Aber als mich dann so viele Eltern anriefen und sagten: »Genau, Frau Kuhnert, Sie haben Recht, wir sind jetzt schon ein paar mehr«, da wusste ich, warum es so wichtig war, wörtlich zitiert worden zu sein. Wir sind nun wirklich schon ein paar mehr.

Immer wieder werde ich gefragt, warum die Delphin-Therapie funktioniert. Und soll ich Ihnen etwas sagen? Eigentlich ist mir das »warum« völlig egal.

»Man sieht nur mit dem Herzen gut«, sagt Saint-Exupéry in seinem Buch »Der kleine Prinz«, »das Wesentliche ist für die Augen unsichtbar.«

Natürlich werde ich mich freuen und ehrfurchtsvoll beeindruckt sein, wenn die Wissenschaft eines Tages die für sie so wichtigen Nachweise erbracht hat. Vielleicht bin ich dann endlich am Ziel meines Weges.

Aber bis dahin reicht mir die Erkenntnis, dass die Delphin-Therapie so viel mehr ist als die Frage nach dem wissenschaftlichen Nachweis ihrer Wirksamkeit. Delphin-Therapie heißt Lebensfreude und was können wir einem kranken Kind besseres geben als ein Lachen?

Vielen Kindern macht man keine Freude, wenn man mit ihnen ins Phantasialand, in den Europa- oder Heidepark fährt. Für manche Kinder ist auch das wunderbare Disneyland – weder in Paris noch in Orlando – keine Erhellung ihres Alltages.

Nicht alle kranken Kinder sind gerne auf der Kirmes und sie können auch nicht in den Zoo. Sie haben Angst vor den lauten Geräuschen und den Lichtern im Zirkus. Und sie können auf einem Spielplatz nicht toben. Eisenbahnen können sie nicht anfassen und Barbie-Puppen nicht anziehen.

Delphin-Therapie ist keine Wundertherapie, das nimmt sie auch nicht für sich in Anspruch. Im allerschlechtesten Fall hat ein krankes Kind bei den Delphinen einfach eine gute Zeit. Und ist eines ganz sicher: glücklich!

»Aus Steinen, die im Wege liegen, kann man Brücken bauen«, hat einmal ein lieber Freund von mir gesagt.

Ich hoffe, dass Sie beim Lesen dieses Buches Teil dieser Brücke geworden sind.

II.

Delphine helfen vielen Kindern

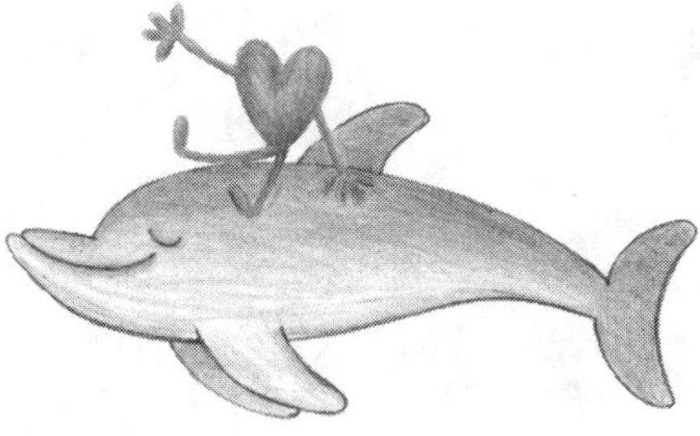

Jedes Unglück, und sei es auch noch so schlimm, hat auch sein Gutes. Ohne Timmys Unfall gäbe es *dolphin aid* nicht. Ohne Timmys Unfall hätten nicht alljährlich Dutzende von Kindern mit unterschiedlichsten Behinderungen die Gelegenheit, durch das Zusammensein mit den Delphinen ein Stück mehr Lebensfreude zu finden. Auch wenn mir der Unfall meines Sohnes am Ende immer sinnlos erscheinen wird, so hat er doch für viele andere Kinder ein Vermächtnis hinterlassen. Ich habe in den letzten Jahren kleine und große Wunder miterleben dürfen, habe Tränen der Freude, aber auch der Trauer geweint. Denn nicht alle Kindern konnten gesund werden, manche hatten gar keine Gelegenheit mehr, zu den Delphinen zu kommen.

Die Familien, die sich – oft unter größten Anstrengungen und Mühen – nach Florida aufgemacht haben, um ihren Kindern eine Begegnung mit den Delphinen zu ermöglichen, sind sich alle einig über die Erfolge der Therapie. Ihre Reaktionen, ihre Briefe und Tagebücher geben Einblick in ihre Gefühlswelt, sie zeigen, wie engagiert, mutig und stark sie alle dafür kämpfen, dass ihre Kinder ein lebenswertes Dasein führen.

Da ist zum Beispiel der siebenjährige *Lukas*. Er gehört zu den Kindern, die an der ersten *dolphin-aid*-Reise teilgenommen haben. Er hat seine Mutter, Maria Börner, zum Weinen gebracht, als er ihr das erste Mal seit seiner Geburt wirklich in die Augen sah und sie zärtlich berührte. Ich erinnere mich noch gut an Marias Fassungslosigkeit.

Maria und ihr Mann Michael hatten sich nichts sehnlicher gewünscht als ein Kind. Und als Lukas sich ankündigte, war ihr Glück perfekt. Maria genoss ihre Schwangerschaft, bis sich an einem Mittwoch, dem 16. Oktober 1991, der kleine Lukas mit Nachdruck den Zugang zu dieser Welt verschaffen wollte. Es wurde eine äußerst komplizierte Geburt, die in einem notfallmäßig vorgenommenem Kaiserschnitt endete. Ein Trauma für beide, Mutter und Kind, erzählt Maria und ist überzeugt, dass Lukas sich durch seinen Autismus an der Welt für dieses Erlebnis rächt.

Als die Börners merkten, dass mit ihrem Sohn etwas anders war als bei anderen kleinen Jungs, wurden sie von den Ärzten zunächst als hysterische Eltern abgetan. Am Ende einer »Ärzte-Odyssee« stand die niederschmetternde Diagnose: seltene Syndromerkrankung und die prognostizierte Lebenserwartung: extrem gering.

Maria wollte sich einfach nicht mit einer solchen Diagnose abfinden. Deshalb haben die Eltern von Lukas keinen therapeutischen Versuch ausgelassen, ihren Sohn in seiner von Distanz geprägten Welt aus Stereotypien zu erreichen.

Als Lukas vier Jahre alt war, stagnierte seine Entwicklung auf einmal. Die bisher angewandten Therapien erreichten ihn nicht mehr. Zu dieser Zeit las seine Mutter zufällig einen Artikel über die gerade gegründete Organisation *dolphin aid*.

Mittlerweile konnte Lukas zwar schon laufen, er war aber dennoch unsicher auf seinen viel zu dünnen Beinen und mochte ohne eine helfende Hand gar nicht gehen. Seine Mutter war therapiemüde. Sie sehnte sich – verständlicherweise – nach einer einschneidenden Veränderung im Krankheitsbild ihres Sohnes.

Denn Lukas hatte immer noch kein Sprachverständnis, er zeigte kaum Gesichtsmimik, er sprach nicht, sein Gesundheitszustand war völlig unbeständig und er konnte keine Aufforderung seiner Eltern umsetzen. Lukas suchte keinen Kontakt zu unserer Welt und wollte ihn umgekehrt auch nicht zulassen. Und dann begegnete er den Delphinen …

Wer den kleinen Jungen heute sieht, wird kaum glauben, dass es sich um das gleiche Kind handelt. Lukas ist ein Star. Er gibt die nassesten Küsse, grinst schelmisch, wenn er mich begrüßt, und fällt mir mit seinem Blick fast in die Augen. Der Junge, der uns noch vor kurzer Zeit völlig verständnislos begegnete, ist ein Teil unserer Mitte geworden.

Nachdem die Delphine das Tor zu seiner Welt ein kleines Stück aufgestoßen hatten, entdeckte Lukas seine Liebe zu meiner Tochter Kira. Für einen Autisten eine Sensation. Wann immer Kira es wollte, ließ er sich strahlend von ihr bei der Hand nehmen, tanzte mit ihr im Kreis und wollte mehr, immer mehr. Berührung, Ansprache, Zärtlichkeit – und fröhlich an unserer Runde teilnehmen.

Der Kleine, der nicht imstande war, mehr als drei Schritte alleine auf seinen staksigen Beinchen zu laufen, schaukelt heute wie wild, und das sogar im Stehen. Er lacht sich mittlerweile tot, wenn ich ihm sage, was er für ein frecher Racker ist.

Über einen Sprachcomputer und mit Hilfe von Gestensprache kommuniziert er mit seinen Eltern. Er kann seine Wünsche klar zum Ausdruck bringen. Seine Eltern sind stolz auf ihren kleinen Prachtkerl. Er liebt Kira noch immer. Aber ich habe ihm gesagt, wenn er sie heiraten will, dann muss er mich schon fragen. Und zwar in ganzen Sätzen. Ich bin sicher, das schafft er.

Wie sehr die Delphine den kleinen Lukas verändert haben, kann seine Mutter am besten beschreiben:

Die Delphin-Therapie bedeutet einfach alles für mich, ja für meine ganze Familie. Ein lebenswerteres Leben, Lebensfreude, Selbstsicherheit und neue Werte. Rückblickend, nach drei Jahren »Leben mit dolphin aid« *hat sich unser aller Leben verändert. Alles hat sich geändert.*

Ich vergleiche die erste Delphin-Therapie meines Sohnes mit einem Tor, das sich für ihn in unsere Welt öffnete. Die Delphine haben es geschafft, dass unser Sohn näher zu uns gekommen ist. Nie werde ich vergessen, wie Lukas mir am letzten Therapie-Tag im Auto auf dem Weg ins Hotel die Hand küsste – genauso wie es die Delphine machen. Er lachte, schaute mir in die Augen und das Tor war auf.

Von diesem Zeitpunkt an ging alles leichter. Die Entwicklung meines Sohnes beschleunigte sich und sein Verständnis für uns wurde von Tag zu Tag besser.

Delphin-Therapie war und ist für uns der Schlüssel, um Lukas aus seiner Welt herauszuholen. Wir haben viele Menschen kennen lernen dürfen, die unser Leben und unsere Einstellung zu uns selbst verändert haben. Durch diese Menschen habe ich das Allerwichtigste für Lukas und mich erfahren: dass das Leben mit einem behinderten Kind schön ist; dass man stolz auf sein Kind sein kann; dass man der Umwelt, den Vorurteilen entgegentritt, selbstbewusst weiterlebt und dabei glücklich ist.

Es ist erstaunlich zu beobachten, über wie viel Kraft und Energie viele Eltern kranker Kinder verfügen. Ohne Unterlass und stets voller Hoffnung geben sie nicht auf, nach einem Weg zu suchen, um ihren Kindern zu helfen – ganz gleich, wie fremdartig eine Therapie erscheint oder wie beschwerlich der eingeschlagene Weg auch sein mag.

Gaby Haag-Porzel, die Mutter der neunjährigen *Katharina*, hat alles nur Erdenkliche getan, um ihrer Tochter zu helfen. Katharina, deren Krankheitsbild in kein Raster passt und deren Gesamtsymptomatik es den Ärzten bisher nicht ermöglichte, eine klare Diagnose zu stellen, gehört ebenfalls zu den kleinen Stars der *dolphin-aid*-Familie. Denn sie hat sich nach der Therapie mehr als erstaunlich entwickelt, wie ihre Mutter voller Stolz berichtet:

Es ist schwierig, in Worte zu fassen, was mir die Delphin-Therapie bedeutet. Da in Katharinas Fall die Ärzte und Professoren keine klare Diagnose erstellen konnten, habe ich mich irgendwann entschlossen, andere Wege zu gehen, um meinem Kind zu helfen. Die vielen verschiedenen Theorien, die im Laufe der Jahre aufgestellt und dann wieder verworfen wurden, haben die Behandlung nicht gerade leichter gemacht. Und so musste ich schließlich akzeptieren, dass mir wohl niemals jemand sagen können wird, was meinem Kind eigentlich fehlt.

Dieser andere Weg – weitab der Schulmedizin – war für mich erst einmal Neuland, und ich musste mich oft gegen Spott und Unverständnis wehren. Das kollektive Kopfschütteln hat mich aber nicht davon abgebracht zu glauben, dass es Behandlungsmethoden geben muss, die meiner Tochter wirklich helfen können.

So habe ich selbst die Chirophonetik erlernt und Katharina mit sehr guten Erfolgen behandelt. Langsam habe ich mich an die Homöopathie herangetastet und sie als ein sehr gutes Mittel zur unterstützenden Behandlung meiner Tochter eingesetzt. Schließlich bin ich auf eine faszinierende Methode aus Amerika gestoßen – die Delphin-Therapie.

Das war vor ein paar Jahren in einer Sendung eines amerikanischen Kabelsenders, die ich nur zufällig anschaute. Ich war absolut begeistert von dem, was dort gezeigt wurde. Sofort setzte sich bei mir der Gedanke fest: Das will ich meinem Kind auch ermöglichen, dort will ich Katharina behandeln lassen. Es hat allerdings noch viele Jahre gedauert und sehr viel Geduld gebraucht, bis ich es mit der Hilfe von dolphin aid geschafft hatte.

Es gibt Momente und Situationen, die man nie mehr in seinem Leben vergisst. Dazu gehören viele Dinge, die ich in Florida während der ersten Therapie erlebt habe. Dieses überwältigende Gefühl, als Katharina nach Jahren der Planung und Arbeit wirklich das erste Mal mit den Delphinen geschwommen ist. Der Tag, an dem meine Tochter das erste Mal Worte sagte, die sie vorher noch nie ausgesprochen hatte, und als sie vielleicht das erste Mal in ihrem Leben richtig wach war; die amerikanische Reporterin, die mich eigentlich interviewen sollte und stattdessen mit mir heulend auf der Treppe saß. Und natürlich dieser magische Moment, in dem Katharina das allererste Mal richtig laut gelacht hat – von innen heraus und vor allem laut.

Deshalb kann ich gar nicht oft genug sagen, was diese Therapie für Katharina und mich bedeutet: Mut, Hoffnung, Kraft und das Wissen, gegen alle Widerstände das Richtige getan zu haben. Ich habe nie aufgehört, auf meine innere Stimme zu hören, und dafür bin ich reichlich belohnt worden.

Heute ist die Delphin-Therapie für mich ganz einfach die beste und effektivste Behandlungsmethode, die ich meinem Kind angedeihen lassen kann. Zwar eine sehr kostspielige, aber doch immer wieder lohnende Anstrengung, um Katharina eine größere Chance auf ein besseres Leben zu ermöglichen.

Wie geht es Katharina jetzt? Sie spricht mittlerweile in ganzen Sätzen – und ihre Sprachentwicklung schreitet immer noch voran. Es ist, als ob sie einfach nur ein paar Jahre Verspätung hätte. Sie lebt mehr in unserer Welt und hat richtig Spaß daran. Erzieher, Lehrer, Therapeuten und auch unsere Freunde bestätigen diese Entwicklung. Ich bin unendlich stolz auf meine kleine Tochter, auf ihren starken Willen. Ich bewundere ihren Mut und ihre Kraft. Und ich bin stolz auf mich, dass ich es geschafft habe, ihr diese Therapie zu ermöglichen, dass ich nie aufgegeben habe und immer daran glaubte, dass wir all das erreichen können. Wir strahlen das wohl auch aus. Auf eine bestimmte Art und Weise ist unser Leben einfacher geworden. Ich denke, wir haben von der Delphin-Therapie etwas sehr Wichtiges mitgenommen – in unseren Herzen und in unseren Köpfen. Etwas, das uns nie wieder weggenommen werden kann.

Auch die achtjährige *Alexandra* hat bei den Delphinen große Fortschritte gemacht. Ihr Leidensweg begann im Alter von dreizehn Monaten. Das bis dahin völlig gesunde Kind, das bereits laufen konnte, entwickelte sich zunehmend zurück bis zum völligen Verlust der Körpermotorik. Nachdem die Ärzte im Laufe der Zeit keine konkrete Diagnose stellen konnten, begannen die Eltern selbst zu forschen. Auf ihrer Suche nach den Ursachen für den Zustand ihres Kindes und der geeigneten Hilfe stießen sie auf *dolphin aid* und die Delphin-Therapie. Dazu Claudia Bade, Alexandras Mutter:

In Alexandras Fall ist die Delphin-Therapie im Moment die einzige Therapie, mit der wir Erfolge für ihre Entwicklung erzielt haben. Wir sind immer wieder verblüfft, was in dieser kurzen, zweiwöchigen Therapiezeit bei Alex freigesetzt wird. Noch in Florida, am Ende der Therapie, stellten wir bereits erste Erfolge fest. Alexandra saß besser, ihr Augenkontakt hatte sich verbessert, sie reagierte schneller, hatte keine kalten Füße mehr, sie schlief gut und aß auch wesentlich mehr als zu Hause. Alexandra genoss jede Minute mit den Delphinen, sie freute sich und strahlt immer noch eine tiefe innere Zufriedenheit aus. Mittlerweile sind wir als Eltern so weit, dass allein die Lebensfreude ausreicht, die sie dabei verspürt, um diese Therapie fortzuführen. Für uns ist es einfach Balsam für die Seele, an diesem »Wunder« teilzuhaben. Vielleicht ist die Delphin-Therapie ja auch eine Familientherapie, uns bekommt sie allen gut.

Für mich ist es eine große Freude zu sehen, wie auch die Eltern all dieser Kinder regelrecht aufblühen in Florida. Wer ein krankes Kind hat, weiß wie viele Sorgen und Nöte den Alltag gestalten, wie wenig Schlaf man bekommt und wie sehr man sich ab und zu nach ein paar Stunden nur mit dem Partner sehnt. Immer wieder stelle ich fest, wie sehr all die Eltern, die ich in den vergangenen Jahren kennen lernte, von dem Leben, das sie führen, absorbiert werden. In Florida bemerken sie dann auf einmal mit einem furchtbar schlechten Gewissen, dass sie gerade einige entspannte Stunden auf der Sonnenliege verbracht haben oder nach viel zu langer Zeit mal wieder mehr als ein paar liebevolle Sätze mit ihrem Partner gewechselt haben. Dabei ist es so wichtig, dass auch die Eltern von Zeit zu Zeit entlastet werden und einmal in Ruhe durchatmen können.

Die Eltern der kleinen *Nadia* beispielsweise haben alles nur Erdenkliche versucht, um ihrer kleinen Tochter zu helfen. Nadia wurde ganz normal und gesund geboren. Acht Wochen nach ihrer Geburt kristallisierte sich jedoch heraus, dass sie sich nicht normal entwickelte. Man ließ die Eltern zwar von abenteuerlichen Spekulationen verschont – die Familie fühlte sich auch gut aufgehoben bei den behandelnden Ärzten –, aber eine genaue Diagnose konnte nicht gestellt werden. Nadias Entwicklung ist verzögert, sie ist krampfanfällig, wahrnehmungsgestört, sie kann nicht sprechen und selbst die kleinsten Verrichtungen im Alltag sind sehr mühevoll für sie. Nadia ist völlig in sich gekehrt, nimmt keinen Kontakt mit ihrer Umwelt auf und zeigt ausgeprägte Stereotypien – was alles auf die Diagnose Autismus schließen lässt. Bettina Härer, Nadias Mutter, beurteilt die Delphin-Therapie ganz pragmatisch:

»Dr. Flipper heilt kranke Kinder« kann man immer wieder in der Regenbogenpresse lesen. Aber was ist wirklich dran an dieser Therapie?

Unsere Tochter Nadia, ein Kind ohne Diagnose – die Ärzte nennen es »cerebrale Retardierung ungeklärter Ätiologie« –, lässt uns immer wieder offen sein für neue Dinge. Da sie nicht spricht, sehr in sich zurückgezogen ist und wir nur schwer mit ihr kommunizieren können, hatten mein Mann und ich das gleiche Gefühl, als wir von der Delphin-Therapie hörten: Vielleicht können die Delphine Nadia ja tatsächlich aus ihrem Inneren herausholen und sie uns und ihrer Umwelt besser öffnen. Delphine sind sehr intelligente Tiere und haben ein sanftes Wesen. Schon allein ihre Anwesenheit wirkt sich stressreduzierend auf uns Menschen aus. Das haben wir am eigenen Leib erfahren, als wir mit ihnen geschwommen sind. Die Delphine verfügen außerdem über ein Sonarsystem, das Schwingungen aufnehmen und auf diese Weise un-

gleichmäßige Frequenzen aufspüren kann. Jeder Körper hat eine bestimmte Schwingungs- und Resonanzcharakteristik. Im Wasser ist es besonders leicht, ein solches Kraftfeld eines Menschen aufzufangen. Beobachtet man Delphine im Umgang mit Menschen, so stellt man fest, dass sie sich besonders zu schwachen und hilfsbedürftigen hingezogen fühlen. Wir haben das ganz deutlich bei Nadia beobachtet, als sie bei ihrer ersten Tharapie sanft und bedächtig von dem Delphin durchs Wasser gezogen wurde. Als wir ein zweites Mal bei der Therapie waren, forderten ihr die Delphine schon etwas mehr ab. Offenbar trauten sie Nadia mehr zu und sie konnte es auch gut verkraften. Schon während der ersten Sitzung wurde mir einiges klar. Es ist nicht nur ein »Schwimmen mit den Delphinen«, sondern eine runde Sache: Das Kind arbeitet an einer Aufgabe mit dem Therapeuten. Wenn es diese zufriedenstellend gelöst hat, darf es zur Belohnung mit dem Delphin ins Wasser. Die Aufgaben werden an jedes Kind angepasst und während der ganzen Therapiezeit gesteigert. Auch die Kontaktaufnahme mit dem Delphin geschieht stufenweise. Zuerst darf das Kind den Delphin streicheln, dann geht es ins Wasser und wird vom Delphin gezogen oder geschoben. Das Prinzip ist eigentlich ganz einfach: Positive Reaktionen werden gelobt, hervorgehoben und durch den Delphin belohnt. Eine Art Verhaltenstherapie nach dem »Belohnungsprinzip«. Die Motivation für das Kind ist dabei der Delphin.

Aber nicht nur die Delphine haben diese positive Wirkung auf die Kinder. Eigentlich ist es das ganze Umfeld, die netten Menschen von Dolphin Human

Therapy und vor allen Dingen die Therapeuten selbst. Sie haben Nadia so herzlich, vorsichtig, bedächtig, freundlich und liebevoll behandelt, wie wir es von deutschen Therapeuten nur selten erfahren haben. Donny, unser Therapeut, kam sogar außerhalb der Therapiezeiten mehrmals zu uns ins Apartment, um sich mit uns über Nadias Verhalten, unsere Wünsche und Ziele zu unterhalten. Dieser Einsatz, der über jede Pflichtübung hinausgeht und großes Interesse am Wohlergehen unserer Tochter signalisierte, hat uns sehr beeindruckt und neue Möglichkeiten und Tipps im Umgang mit ihr eröffnet. Mit jedem Therapietag wurde Nadia entspannter und fröhlicher, sie nahm plötzlich ihren Körper wahr, hat begonnen zu lautieren und sucht nun auch immer öfter den Kontakt zu uns.

Unsere ganze Familie profitierte von der Zeit in Florida. Wir wurden insgesamt viel gelassener und entspannter und kehrten motiviert und mit viel positiver Energie nach Deutschland zurück. Unsere Erwartungen an die Delphin-Therapie haben sich erfüllt. Vielleicht bekommen wir ja irgendwann einmal wieder die Möglichkeit, bei unseren neuen Freunden, den Delphinen, Rast zu machen, um neue Lebensenergie zu tanken.

Die intensive und umfassende Beratung der Therapeuten, die sich nicht nur um die kleinen Patienten, sondern auch um deren Familie kümmern, bildet einen wesentlichen Bestandteil der Delphin-Therapie. Eine gute Betreuung ist in einem fremden Land, in dem man sich vielleicht nur schlecht verständigen kann, ungemein wichtig. Der lange Flug, die neue Umgebung, eine fremde Sprache – das alles gestaltet sich für Familien mit besonderen Kindern sehr viel beschwerlicher. Deshalb kümmern sich ehrenamtliche Helfer, aber auch die Therapeuten intensiv um Eltern, Kinder und Geschwisterkinder. Auch der Austausch mit anderen Familien, die ein ähnliches Schicksal erfahren haben, ist hilfreich für die gestressten Eltern und ihre Kinder. Solche meist sehr entspannten Gespräche lassen die eigenen Probleme weniger groß erscheinen.

All das trägt zum guten Gelingen der gesamten Therapie bei, wie man am Beispiel der kleinen *Kristina* sehen kann. Sie ist ebenfalls ein *dolphin-aid*-Kind, das gesund geboren wurde und sich bis zum Alter von neuneinhalb Monaten ganz normal entwickelte.

Herr und Frau Lott, Kristinas Eltern, sehen den Beginn der Krankengeschichte ihrer Tochter in direktem Zusammenhang mit einer Impfung. Die Kleine war auf einmal immer müde und nach der dritten Impfung mit sechzehn Monaten wurde sie innerhalb von zwölf Wochen ein, wie ihre Mutter sagt, behindertes Kind. Sie hatte einen gestörten Tag-Nacht-Rhythmus, schlief tagsüber, dafür nicht mehr nachts. Sie entwickelte eine Spastik, konnte keinen Blickkontakt mehr herstellen und hat, was für ihre Eltern das Schlimmste war, auch nicht mehr gelacht. Die Ärzte konnten keine klare Diagnose stellen. Der Familie konnte man nichts anderes sagen, als dass manche Kinder eben mit einem Jahr behindert würden.

Die Eltern haben den Mut gefunden, noch ein weiteres Kind, Manuel, zu bekommen. Der Junge ist mittlerweile vier Jahre alt und der Lebensmotor und Sonnenschein der ganzen Familie. Seiner Mutter hat Manuel, wie sie selbst es ausdrückt, ihr Selbstvertrauen wiedergegeben, da sie sich vor der Geburt ihres Sohnes permanent gefragt hatte, was sie nur falsch gemacht habe. Heute sieht Frau Lott die Welt wieder mit lachenden Augen:

Der Aufenthalt in Florida war für uns alle sehr, sehr wichtig. Wir konnten dort viel Kraft tanken – es war einfach Erholung für Körper und Seele.

Bereits der lange Flug nach Florida verlief problemlos. Ich hatte mir das alles viel strapaziöser vorgestellt. Wir wurden jeden Tag von den Therapeuten und den ehrenamtlichen Helfern sehr herzlich empfangen. Das gesamte Team ist wie eine große Familie. Die Therapeuten kümmern sich nicht nur um die Kinder, die sie gerade betreuen, sondern auch um deren Geschwister und natürlich um die Eltern. Sie sorgen für ein Gefühl der Gemeinschaft und des Vertrauens. Das hat auch unserem Sohn Manuel gut getan: Er sucht jetzt häufiger als früher Kontakt zu seiner Schwester.

Auch die Gespräche mit anderen Familien – am Strand, im Therapiezentrum oder auch beim Abendessen – haben mir gut getan. Nicht nur wegen der vielen Tipps und Anregungen, sondern auch, weil ich mich bestätigt fühlte, das Richtige für meine Tochter zu tun. Ich konnte einmal ganz offen über meine Probleme, aber auch über meine Hoffnungen sprechen. Dieser Austausch ist für mich und meinen Mann sehr wertvoll gewesen.

Kristina hat im Laufe der Therapie enorme Fortschritte gemacht. Sie wurde aufmerksamer, hielt den Blickkontakt zu mir und anderen, ihre Hände waren häufiger geöffnet, sie hatte keine Augenringe mehr, hatte zugenommen und ihre gesamte körperliche Erscheinung hatte sich verbessert. Sogar ihre Haare waren gewachsen.

Nicht nur meiner Tocher, meiner gesamten Familie ist der Abschied von den Delphinen und dem Dolphin-Human-Therapy-Team schwer gefallen.

Seit unserer Rückkehr hat Kristina weitere Forschritte gemacht. Sie wächst und nimmt an Gewicht zu. Mittlerweile kann sie sich viel besser mitteilen, sie ist fröhlich und entspannt und macht seit einiger Zeit schon verschiedene Babylaute.

Am Ende darf natürlich ein Highlight nicht fehlen, ein ganz großes kleines Wunder. Die Geschichte von *Cindy* ist für mich ein solches Wunder.

Durch Cindy musste sich *dolphin aid* mit einer ganz neuen Aufgabe beschäftigen. Der Notruf ihrer Eltern erreichte unser Wuppertaler Büro Anfang April 1999. Claudia Ossenschmidt rief mich sofort in Key Largo an und erzählte mir von einem Mädchen, das unheilbar an Krebs erkrankt sei und höchstens noch ein paar Wochen zu leben habe. Ihr sehnlichster Wunsch sei es, mit den Delphinen zu schwimmen.

So ein Mist, dachte ich, dass mir so etwas passieren musste, an einen solchen Fall hatte ich vorher nie gedacht. Was, um Gottes Willen, mochten die Eltern bloß durchmachen. Ich fing an zu heulen. Aber auch das mussten wir, musste *dolphin aid*, musste ich aushalten.

In Sekunden wurde ich zu Cindys »undercover agent«. Die durchschnittliche Wartezeit für einen Therapieplatz beträgt heute noch immer etwa zwei Jahre. Es war klar, dass es diesmal schneller gehen musste. In solchen Fällen ist die amerikanische Mentalität ein Traum. Alle hatten sofort begriffen, worum es ging. Jeder zog am selben Strang, als ich immer noch schniefend von einem zum anderen jagte. Bereits nach einem halben Tag konnten wir nach Deutschland melden, dass unser Projekt Cindy mit Hilfe der Trainer, Therapeuten und nach Einwilligung der Delphine unter dem Titel Überstunden laufen konnte. Ich war überglücklich, als Cindy mit ihrer Familie nicht einmal drei Wochen später in Key Largo ankam.

Ihre Eltern erzählten mir die traurige Krankengeschichte ihrer Tochter. Es muss sie ungeheuer viel Kraft gekostet haben, diese Tortur für ihr Kind mitzuerleben.

Im August 1997 wurde Cindy in einer Universitätsklinik untersucht, nachdem sie einige Zeit mit einem schiefen Hals herumgelaufen war. Man diagnostizierte dort ein so genanntes Osteosarkom, einen extrem bösartigen Tumor am vierten Halswirbelkörper. Cindy bekam zunächst fünf Chemotherapien und wurde dann an zwei aufeinander folgenden Tagen im Juli 1998 operiert. Bei dieser Operation hat sie mehr Blut verloren, als eigentlich in ihrem kleinen Körper war. Die Ärzte mussten es zweimal komplett austauschen, wie mir Ludwig und Iris, die Eltern von Cindy, erzählten.

Die histologische Untersuchung des Knochenmaterials ergab, dass der Tumor am Operationstag zu einhundert Prozent aktiv war. Die belastenden Chemotherapien hatten also gar nichts genutzt. Selbst bei diesem riesengroßen Eingriff mussten drei Stellen des

Tumors im Hals der kleinen Cindy verbleiben. Die Entfernung wäre zu gefährlich gewesen.

Unter Anmeldung der höchsten Risikostufe bekam das Kind noch einmal vier chemotherapeutische Behandlungen. Bei der Abschlussuntersuchung entließ die behandelnde Ärztin die Familie mit der endgültigen Aussage, dass Cindy nur noch wenige Wochen zu leben habe, da der Tumor wieder explosionsartig zu wachsen begonnen hatte.

Ludwig und Iris hatten ihr Vertrauen gegen Ende der Behandlung auch auf einen so genannten Heiler gelenkt. Dieser Mann behandelte Cindy täglich. Er tat ihr gut. Er war es auch, der am allermeisten zur Delphin-Therapie geraten hatte. Er hat den tiefen Wunsch der Kleinen nach der Begegnung mit den Delphinen ernst genommen.

Cindy war sicher, dass die Delphine ihr helfen würden. Sie stellte sich vor, dass die Tiere durch ihren Körper, durch ihr Blut schwammen und die bösartigen Zellen vernichteten. Und so staunte Barbara Schweitzer nicht schlecht, als sie mit der süßen Cindy zum ersten Mal bei den Delphinen im Wasser war und sie das Mädchen immer wieder sagen hörte: »Totale Vernichtung, totale Vernichtung.« Cindy selbst hat uns dann erzählt, was sie damit meint: »Haut ab, ihr bösen Zellen, aus meinem Körper.«

Ein sehr glückliches, fast pausbäckiges Kind hat Key Largo drei Wochen später wieder verlassen, das mit der ausgemergelten Cindy vom Anfang der Therapie nicht mehr viel zu tun hatte. Uns war ganz schwer ums Herz und wir wagten nicht zu hoffen, dass vielleicht doch noch alles gut werden würde.

Wir alle waren voller Bewunderung für die ganze Familie. Sie strahlten etwas aus, was man wohl am besten mit totaler Harmonie beschreiben könnte. Cindy hatte gut zugenommen, ihre Haare hatten zu wachsen begonnen. Und – wie ihre Mutter sich ausdrückte – alles hatte zugenommen. Auch die Lebensfreude, einfach alles.

In der Zeit danach hoffte ich immer wieder, etwas von Cindy zu hören, doch begleitete mich auch die Angst, was ist wenn …? Als ich mir ein Herz fasste und endlich anrief, etwa vier Monate nach Cindys Abreise aus Florida, waren ihre Eltern bester Dinge. Cindy ginge es ausgezeichnet. Wir verabredeten, bald wieder miteinander zu telefonieren. Aus dem »bald« wurden jedoch wieder zwei Monate.

Bei unserem nächsten Gespräch versicherte ihr Vater mir, Cindys Befinden sei prächtig. Ihre Haare seien unbeschreiblich gewachsen. Ich wollte immer nach einem neuen Computertomogramm fragen, aber ich traute mich nicht. Doch irgendwann sagte Ludwig ganz beiläufig: »Ach übrigens, die letzte CT-Untersuchung war der Hammer. Der Tumor ist zurückgegangen. Kaum noch sichtbar. Die verbliebenen Teile scheinen sich verkapselt zu haben. Das Vieh ist in Remission. Was früher Tumorgewebe war, ist wieder zu Knochen geworden.«

»Ludwig«, brüllte ich in den Hörer, »Ludwig, bist du wahnsinnig? Du erzählst mir was von ihren Haaren und kommst nach einer halben Stunde so ganz nebenbei darauf, dass das Schweineding im Begriff ist, sich ganz vom Acker zu machen?« Er lachte und bestätigte es noch einmal.

Cindy ist sicher, dass es den Delphinen gelungen ist, ihr zu helfen. Die Ärzte der Uniklinik, die sie zum Sterben nach Hause entließen und sich dann nicht mehr um sie kümmern konnten, haben auf einmal ein ungeheueres Interesse an dieser außergewöhnlichen kleinen Patientin. Sie haben den Eltern eine engmaschige Nachuntersuchung empfohlen. Aber Ludwig und Iris haben abgelehnt. Warum das Kind erneut belasten? Einmal jährlich soll Cindy eine Kontrolle machen, mehr nicht.

Und im nächsten Jahr möchte Cindy noch einmal zu Dr. Spunky und ihren Kollegen und wir werden alles daransetzen, um ihr das zu ermöglich.

Wir alle hoffen, dass dieses Wunder weitergeht. Cindys Eltern sind da zuversichtlich:

Wir haben Cindy gefragt, wie es ihr bei den Delphinen gefallen hat. Sie sagte, die Delphine sind ganz lieb und ihre Haut sei glatt und fühle sich gut an. Sie riechen nicht nach Fisch und tun ihr sehr gut, sagt sie. Sie möchte sofort wieder zu den Delphinen und das nächste Mal sollten wir länger bleiben. Cindy will auch Barbara und Brigitte wiedersehen, die ihr bei der Therapie geholfen und sie unterstützt haben.

Als Mutter kann ich sagen, dass mein Kind sehr locker und selbstbewusst geworden ist. Sie ist nach dem Zusammentreffen mit den Delphinen gewachsen, hat viele Haare bekommen und auch an Gewicht zugelegt. Sie malt sehr viele Delphine und redet viel von ihnen. Es war einfach toll, mit den Tieren zu schwimmen. »Denken Dreamer und Nicki auch an mich? Wie spät ist es bei den Delphinen? Sind sie schon wach?« Solche und andere Fragen kommen immer wieder.

Wir wollen versuchen, im nächsten Jahr noch einmal eine Therapie mit Cindy zu machen. Hoffentlich schaffen wir das finanziell.

III.

Anhang

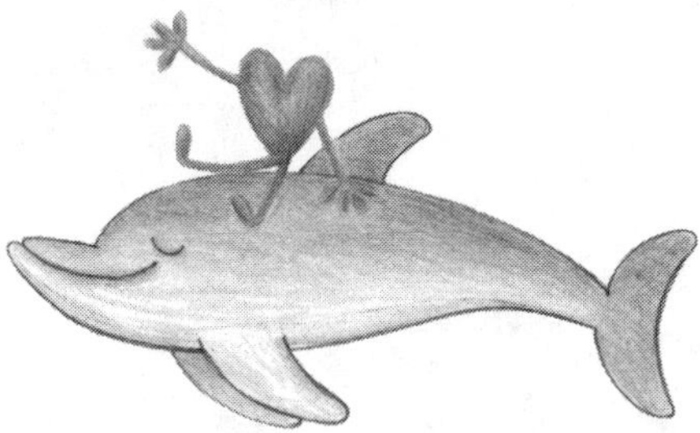

Wie funktioniert die Delphin-Therapie?

In unserer aufgeklärten Zeit haben Wunder oft keinen Platz mehr. In Florida und Israel jedoch, in den Delphin-Therapiezentren, da geschieht etwas Märchenhaftes. Jeden Tag. Die Hauptfiguren in diesem ganz wirklichen Märchen heißen Alexandra, Katharina, Kristina, Tim, Lukas oder Cindy. Ihre Freunde Dingy, Spunky oder Squird. Delphine, die Kindern helfen.

In den Delphin-Therapie-Zentren haben die kleinen Patienten durch das therapeutische Spiel mit Delphinen Dinge getan, wie noch bei keiner Therapie zuvor: zum ersten Mal gelacht, die ersten Worte von sich gegeben oder sich nach langer Zeit wieder unverkrampft bewegt. Die Delphin-Therapie ist ein Programm, das Kindern mit mentalen, körperlichen und psychischen Beeinträchtigungen ermöglicht, gemeinsam mit Delphinen neue Wege für ihre Gesundung zu finden.

Entwickelt wurde diese außergewöhnliche Therapieform von dem Psychologen und Verhaltensforscher Dr. David E. Nathanson. Er leitet die *Dolphin Human Therapy* und hilft gemeinsam mit seinem pädagogisch und therapeutisch speziell geschulten Team Kindern aus über fünfzig Ländern dieser Welt.

Im Mittelpunkt der Therapie steht die Begegnung der Kinder mit den Delphinen. Die Kinder arbeiten zu festgelegten Tageszeiten auf einem schwimmenden Dock mit ihrem jeweiligen Therapeuten und mindestens einem Delphin, der die Defizite der Kinder erkennt und sich den kleinen Patienten spielerisch nähert. So verlieren die Kinder sehr schnell ihre Angst vor den großen Tieren, nehmen über sie wieder Kontakt zu ihrer Umwelt auf und finden zu neuem Selbstvertrauen. Und das ist wichtig, um von den Impulsen der Außenwelt zu profitieren und sich weiterzuentwickeln. Kinder, deren Leben zumeist durch Isolation und Apathie bestimmt war, zeigen Reaktionen. Die positiven Impulse führen zu erstaunlichen Fortschritten in der Entwicklung mit weit reichenden Erfolgen.

Die Delphin-Therapie nimmt zwar nicht für sich in Anspruch, Krankheiten heilen zu können. Aber Forschungsreihen haben ergeben, dass gerade kranke Kinder durch die Arbeit mit den Delphinen bis zu viermal schneller und mit größerer Intensität lernen, zum Beispiel ihre Umwelt aktiv zu erforschen. Um dabei einen möglichst großen Behandlungserfolg zu erzielen, sollte die Delphin-Therapie mindestens zwei Wochen dauern.

Ein weiterer positiver Effekt ist, dass die Familien der behandelten Kinder eingebunden werden, was wesentlich zu künftigen Fortschritten beiträgt. Auch die Geschwister der kleinen Patienten fühlen sich in der Umgebung der Delphine meist sehr wohl.

Dolphin aid setzt sich in Deutschland aktiv dafür ein, dass dieses Märchen für immer mehr Kinder wahr wird.

Lesern, die sich weiter über die Delphin-Therapie informieren möchten, sei an dieser Stelle ein Blick ins Internet empfohlen.

Unter dem Suchbegriff »Delphin-Therapie« findet man mehrere hundert Homepages, davon zahlreiche in deutscher Sprache. Allein *dolphin aid* ist mit rund 20 Seiten vertreten.

Umfangreiche Hinweise auch auf Forschungs-, Diplom- und Studienarbeiten erhält man unter dem Suchbegriff »dolphin therapy«.

Zur *dolphin-aid*-Homepage führt die Internet-Adresse www.dolphin-aid.de. Hier sind zahlreiche Informationen zu finden (seit der Gründung von *dolphin aid america* Anfang 1999 auch in englischer Sprache).

Wie beschreibt man einen Traumjob?

Die Therapeutin Marcia McMahon über ihre Arbeit als Therapeutin

Ich arbeite mit wunderbaren Kindern, kann den Fortschritt eines jeden täglich beeinflussen und darüber mit den Familien diskutieren. Ich erlebe im therapeutischen Zusammenspiel die kraftvollen Motivationsaspekte von warmem Meerwasser und Delphinen. Besser kann es nicht sein.

Das erste Mal hörte ich von Dr. Nathanson und seiner Arbeit durch einen Freund, der einen der vielen Artikel über ihn gelesen hatte. Als Dr. Nathanson das *Dolphin Research Center* in den Florida Keys als Heimat für sein Programm nutzte, erhielt ich die Möglichkeit, ihn kennen zu lernen und seine Arbeit zu beobachten. Das war im Mai 1994. Zu dieser Zeit bestand das therapeutische Angebot aus einem zweitägigen Programm. Die Warteliste war sehr lang.

Dr. Nathanson zog nach Key Largo und ich bin ihm gefolgt. Ich habe bei ihm volontiert, als Assistentin gearbeitet und bekam am Ende die Chance, Therapeutin bei ihm zu werden.

Mit Kindern zu arbeiten war nichts Neues für mich. Fünfzehn Jahre lang hatte ich bereits mit einer Vielzahl von Gruppen mit speziellen Bedürfnissen Erfahrungen gesammelt. Doch mit Kindern unter Rahmenbedingungen zu arbeiten, wie sie *Dolphin Human Therapy* bietet, ist ein besonderes Erlebnis. Das Center hat eine freundliche und entspannte Atmosphäre. Wir arbeiten alle sehr ernsthaft, aber genauso ernsthaft bemühen wir uns darum, Spaß zu haben, Selbstvertrauen aufzubauen und den Lernprozess zu genießen.

Es verfehlt nie seine Wirkung, wenn ich auf die Frage, was ich beruflich mache, antworte, dass ich für *Dolphin Human Therapy* arbeite. Die Leute sagen dann: »Oh, du arbeitest mit Delphinen.« Dabei lache ich immer und sage: »Nein, ich arbeite mit einem Haufen wunderbarer Kinder. Die Delphine sind nur ein außergewöhnlicher Nebeneffekt.« Die Kinder sind unser Hauptaugenmerk. Ich gebe zu, dass es ungeheuren Spaß macht, einen Delphin zu umarmen, von ihm durchs Wasser gezogen zu werden oder einen *foot push* zu bekommen. Aber die wirklich große Aufgabe dieses Berufes liegt darin, dass ein Kind, das Angst hat, die Tiere zu berühren oder auch nur ins Wasser zu gehen, sich zum ersten Mal allein von einem Delphin durch das Wasser ziehen lässt. Das Lachen ist mehr wert als tausend Worte. Es ist einfach etwas, das man selbst erleben sollte.

Stellen Sie sich ein Kind ohne Kontrolle über seinen Kopf vor, das zum ersten Mal hoch erhobenen Hauptes einen Delphin von rechts nach links verfolgt, oder jemanden mit Cerebralparese, der nichts festhalten kann, der die Hand ausstreckt und zum ersten Mal nach der Finne des Delphins greift.

Wenn mich jemand vor fünf Jahren gebeten hätte, meinen Traumberuf zu beschreiben, wäre mir nichts dazu eingefallen. Heute kann ich diese Frage beantworten.

Dolphin Human Therapy ist ein wunderbares Therapieprogramm, getragen von einigen außergewöhnlichen Menschen und einem herausragenden therapeutischen Ansatz, dessen Richtlinien Dr. Dave erstellt hat.

Delphin-Therapie aus der Sicht einer Begleiterin

von Claudia Dichter, Journalistin

Nun ist es also so weit. Ich sitze im Flugzeug nach Miami. Hinter mir eine Familie aus Römberberg mit ihrer Tochter Sina. Einem kleinen Mädchen von dreieinhalb Jahren. Sie ist eines der sechs Kinder, die Stephanie von Fallois und ich gemeinsam die nächsten zwei Wochen betreuen werden. Ein behindertes Kind. Sina leidet an Lupus, einer Autoimmunerkrankung. Die ersten beiden Jahre ihres Lebens verbrachte sie deswegen im Krankenhaus. Irgendwann hat sie dann aufgehört, Nahrung zu sich zu nehmen. Seit Mai 1995 wird sie künstlich ernährt. Nacht für Nacht bekommt sie alle lebenswichtigen Nährstoffe über eine Infusion zugeführt. Die Eltern hoffen, dass es vielleicht mit Hilfe der Delphin-Therapie gelingt, Sina wieder zum Essen und Trinken zu motivieren.

Delphin-Therapie – in meinen Ohren klingt das irgendwie magisch. Wie die meisten Menschen bin auch ich fasziniert von diesen intelligenten Meeressäugern, um die sich so viele Mythen und Geschichten ranken. Geschichten, wie Delphine in freier Wildbahn Ertrinkende vor dem Tode retten, wie sie Menschen in Seenot vor gefräßigen Haien beschützen. Auch von der heilenden Kraft im Zusammensein mit kranken Kindern habe ich schon viel gehört und gelesen. Romantische Darstellungen vom rätselhaften Wunderheiler Dr. Delphin.

Es ist Montagmorgen und ich lerne die anderen Familien kennen. Da ist der achtjährige Julian mit seinen Eltern, da ist Familie Bade mit ihrer Tochter Alexandra und die Familie Lott mit der kleinen Kristina. Um sie werde ich mich in der Morgensitzung kümmern.

Kristina ist fast vier Jahre alt. Sie erinnert mich an den kleinen Prinzen, sie sieht aus, als wäre sie von einem Stern gefallen und wüsste nicht, was sie auf dieser Welt soll. Die meiste Zeit hält sie die Händchen vor dem Mund verknotet, die Augen fest geschlossen. Zusammen mit ihrer Therapeutin Heather gehen wir runter ans Dock und die folgenden vierzig Minuten wird gearbeitet.

»Schau mir in die Augen, Kristina.« Heather zieht die Kleine ganz nah an sich heran und fixiert sie. »Schau mir in die Augen.« Kristina muss lernen, Blickkontakt aufzubauen. Raus aus dem Dornröschenschlaf lautet bei ihr das oberste Therapieziel. Denn seit der Dreifachimpfung Tetanus, Diphterie und Kinderlähmung vor zweieinhalb Jahren hat sich Kristina von einem gesunden, fröhlichen Baby immer weiter zurückentwickelt und ist in diesen Zustand völliger Apathie und Versunkenheit in ein fernes Nirgendwo eingetreten.

Delphin Tori kommt zu unserem Dock und liegt quiekend vor Kristina im Wasser. Doch sie blinzelt nur kurz auf und schließt dann wieder fest die Augen. Bloß nichts sehen und hören. Immer wieder versucht Heather, sie zu motivieren. Schauen, greifen, den Delphin anfassen. Es sind winzigste Schritte, um die es geht. Kleinste Impulse der Bewegung sind schon ein Erfolg. Das muss ich erst mal begreifen. Denn schnell, schnell geht hier gar nichts. Keine Wunder-Therapie: Kind sieht Delphin, schwimmt eine Runde mit ihm und alles wird gut. Von wegen.

Kristina weint. Heather ist mit ihr zu den Delphinen ins Wasser gestiegen. Es ist zu kalt für ihren mageren Körper, sie zittert und ihre zarte Stirn legt sich in verzweifelte Falten. Ich bin einigermaßen irritiert. Kristina weint, das Kind, das Stephanie am Dock gegenüber betreut, weint ebenfalls und gibt Laute von sich, die alles andere als selige Zufriedenheit beim Anblick der Delphine signalisieren.

Das soll es also sein – Delphin-Therapie?! Wo sind die Kinder, die nach jahrelangem Schweigen die ersten Worte sprechen, die ersten Schritte machen oder plötzlich selbstständig nach etwas greifen? Wo die weinenden Mütter, die ihr Glück nicht fassen können, und die Väter, die um ihre Fassung ringen und nicht einmal mehr die Videokamera bedienen können. Klischees, klar ich weiß. Aber so wurde es beschrieben in den unzähligen Artikeln, die ich gelesen hatte.

Solche Vorstellungen muss man erst einmal gründlich über den Haufen werfen. Das ist mir nach meinem ersten Einsatztag klar. Die Therapie ist mühevolle Arbeit. Für die Kinder und die Therapeuten. Immer wieder müssen sie die Sachen wiederholen, die Kinder zur Aufmerksamkeit motivieren und gegen deren Dickschädel ankämpfen. Denn auch und gerade behinderte Kinder haben ihren eigenen Kopf. Und was für einen. Richtige Machtkämpfe werden da am Dock ausgetragen. Zu oft hat die Masche »ich weine und schreie so lange, bis man mich in Ruhe lässt« funktioniert. Hier nicht. Die stoische Gelassenheit von Heather und den anderen Therapeuten ist bewundernswert. Und die Reaktion der Kinder auch.

Denn wenn die einmal kapiert haben, dass Mitarbeiten gar nicht schlimm ist, der Therapeut ihnen nichts Böses will und es dieses seltsam quietschende, silbergraue Etwas im Wasser als Belohnung gibt, ist das Eis gebrochen. Manchmal dauert das Tage, bei dem einen Kind vielleicht drei, bei einem anderen sechs oder sieben. Aber bei allen, die ich während der zwei Wochen beobachten konnte, ist plötzlich der Knoten geplatzt. Und das ist dann wirklich unglaublich.

Kristina hat die Augen offen. Sie lächelt Heather an und konzentriert sich darauf, nach dem blauen Reifen zu greifen, den Heather ihr hinhält. Ihr Atem geht schnell und sie zittert vor Aufregung, aber als sie es geschafft hat, den Plastikreif mit beiden Händen zu umfassen, strahlt sie vor Freude. Und Stolz. Und auch im Wasser ist sie nicht wieder zu erkennen. Fest im Arm ihrer Therapeutin zieht sie der Delphin durchs Wasser und Kristina kichert wie ein ganz normales fröhliches Kind. Den Blick, den sie mir zuwirft, als ich sie aus dem Wasser hebe, werde ich wohl nie vergessen. Voller Freude und Glück und Vertrauen. Da fange ich dann fast an zu heulen.

Jeden Tag geschieht etwas Neues. Die zweite Woche rast nur so dahin. Kristina ist die ganze Sitzung über wach und aufmerksam. Sina erfüllt mühelos alle Aufgaben, die Donny ihr stellt. Von Weinen und Spucken vor lauter Erregung ist keine Rede mehr, sie kann es gar nicht abwarten, ins Wasser zu gehen. Katharina, ein siebenjähriges Mädchen mit Verdacht auf Autismus, das erst am Wochenende angereist ist, spricht plötzlich, und selbst Alexandra, die stur wie ein Esel ihr Schrei- und Bockprogramm durchzieht, scheint plötzlich Spaß an der Therapie zu haben.

Wunder? Wohl kaum. Obwohl die Schlüsselmomente, die ich während der zweiwöchigen Therapie miterleben konnte, schon etwas Magisches haben, scheinen plötzlich all die vorangegangene Arbeit und Mühe vergessen und man ist überwältigt von dem, was da gerade im Wasser passiert. Das ist ein Lichtblick, der ahnen lässt, was noch alles in diesen Kindern steckt, die von ihren deutschen Ärzten oft schon aufgegeben worden sind.

Was ist dolphin aid?

Dolphin aid wurde im Dezember 1995 von Kirsten Kuhnert, selbst Mutter eines durch Unfall erkrankten Sohnes, in dem Bestreben gegründet, so vielen Kindern und Familien wie möglich zu helfen, eine hoffnungsvolle Delphin-Therapie realisieren zu können.

Dieser Gründungsidee folgend, bemüht sich das Team von *dolphin aid* mit größtem Engagement und nie nachlassendem Enthusiasmus um die Umsetzung ihrer Vereinsziele. Sämtliche Mitglieder gehen sehr verantwortungsvollen beruflichen Tätigkeiten nach und opfern Freizeit, Urlaub und persönlichen Freiraum für den unermüdlichen Einsatz im Dienste der Kinder.

Im Laufe von nahezu fünf Jahren hat *dolphin aid* vieles erreichen können. Der Verein hilft heute:

- bei der Erstellung und Versand von Informationsmaterial;
- bei der Beratung Hilfe suchender Eltern;
- bei der Förderung des Gesprächs zwischen Betroffenen und Therapeuten;
- bei der Erlangung von Therapieplätzen;
- bei der Erlangung von reduzierten Konditionen bei der Unterbringung;

- bei der Betreuung im Ausland;
- bei juristischen und steuerlichen Fragen.

Bis wir jedoch all unsere Ziele erreicht haben, wird noch ein weiter Weg vor uns liegen, den wir gemeinsam mit den Kindern, Eltern, Helfern, Sponsoren und Spendern gerne begehen werden und begehen müssen.

Bei allem Engagement kann *dolphin aid* jedoch keine Garantie für die Therapieerfolge übernehmen. Der Verein kann die Familien bei den Unternehmungen im Zusammenhang mit der Delphin-Therapie nach Kräften unterstützen, muss aber betonen, dass es sich bei *dolphin aid* nicht um einen Reiseveranstalter handelt.

Auch bei der Vergabe der leider nur so gering verfügbaren Therapieplätze können wir lediglich Hilfestellung leisten, denn *dolphin aid* ist selbst nicht der Betreiber.

Wir sind sicher, dass es uns in nicht allzu ferner Zukunft gelingen wird, das gesamte Spektrum der Beratung, der medizinischen und therapeutischen Vor- und Nachbereitung, der psychologischen Begleitung auch während der Reise, der Studien zur Erlangung von Krankenkassenzulassungen bis hin zur Steigerung des Therapieangebotes zu realisieren.

Alle aktiven Mitglieder von *dolphin aid* sind ausschließlich ehrenamtlich tätig und arbeiten gemeinsam auf die gesteckten Ziele hin.

Viele haben wir unterstützen können und wir hoffen auch in Zukunft im Sinne der Hilfesuchenden möglichst unbürokratisch, möglichst schnell und möglichst effizient agieren zu können.

Die Therapiezentren

Dolphin Human Therapy, Key Largo, Florida

Delphin-Therapie unter der Leitung des Psychologen und Verhaltensforschers Dr. David. E. Nathanson, der seit über zwanzig Jahren mit kranken und behinderten Kindern arbeitet.

Dr. Nathanson ist der eigentliche Begründer der Delphin-Therapie, der auch schwerstkranken Kindern, die klassisch kaum therapierbar sind und von anderen Zentren abgelehnt wurden, zum Start in ein schöneres Leben verhilft. Hier wird Säuglingen, Kindern und jungen Erwachsenen selbst bei schwersten Beeinträchtigungen eine neue Lebensqualität vermittelt. Keine Mindestanforderungen.

Island Dolphin Care, Key Largo, Florida

Delphin-Therapie unter der Leitung von Deena Hoagland (masters degree in clinical social work).

Nach erfolgreicher Mitarbeit der Kinder im »Klassenzimmer« und auf der »Plattform« am Delphinbecken werden die Kinder mit einem Bad mit den Delphinen belohnt. Deena Hoagland hat sich auf autistische, verhaltensgestörte, misshandelte und missbrauchte Kinder spezialisiert. Mindestanforderungen: Alter der Kinder drei Jahre, selbstständige Kopfkontrolle, anfallsfrei.

Clearwater Marine Aquarium, Clearwater, Florida

Tierunterstützte Therapieform *Full Circle Program* unter der Leitung von Marianne Klingel (psychologische und rehabilitationstechnische Ausbildung) und Scott Swaim (Psychologe).

Die Kinder werden in die Pflege, Aufzucht und Fütterung von Delphinen, Wasserschildkröten und anderen Meerestieren involviert. Diese Therapieform eignet sich insbesondere für verhaltensgestörte, lernbehinderte sowie misshandelte und missbrauchte Kinder. Es kommt kein Kontakt mit den Delphinen im Wasser zustande.

Dolphin Reef, Eilat, Israel

Delphin-Therapie unter der Leitung von Maya Zilber. Seit nunmehr gut sieben Jahren besteht *Dolphin Reef* in Eilat. Die Delphine leben im offenen Meer, nur durch ein Netz tagsüber begrenzt in einer großzügigen Anlage.

Das Programm wird von fachkundigen Mitarbeitern einschließlich psychologischer Betreuung durchgeführt. Aufgrund der dort gemachten Erfahrungen bevorzugt man die Arbeit mit Kindern mit Down-Syndrom, Kindern mit Autismus und geistigen Behinderungen. Mindestanforderung: Alter der Kinder sieben Jahre.

Glossar

Dolphin aid	1995 von Kirsten Kuhnert gegründeter Verein unterstützt betroffene deutsche Familien bei der Realisierung einer Delphin-Therapie ihrer erkrankten Kinder.
Dolphin's Plus	Delphin Ressort im Besitz der Familie Borguss in Key Largo, Florida, Heimat von Dingy, Fonzie, eines der erfolgreichsten Delphin-Zentren im Hinblick auf Zucht.
Dolphin's Cove	Delphin-Station Key Largo, an der US 1. Ebenfalls im Besitz der Familie Borguss. Wird vornehmlich genutzt, um einer breiten Öffentlichkeit das Schwimmen mit Delphinen zu ermöglichen. Neues Zuhause von *Dolphin Human Therapy*.
Dolphin Human Therapy	Therapieprogramm gegründet von Dr. David E. Nathanson (Miami), Begründer der Delphin-Therapie.

Dolphin Research Center	Ausgangspunkt der Delphin-Therapie. Hier startete Dr. Nathanson die erste konstante Delphin-Therapie. Heute Forschungsstation, der breiten Öffentlichkeit zugänglich. Altersruhesitz für Delphine. Therapieprogramm in Planung. Das Zentrum befindet sich auf Grassey Key.
Full Circle Program	Kein »in water-contact«, bestens geeignet für misshandelte und verhaltensgestörte Kinder.
Dolphin Hope	Verein, der es sich zum Ziel gesetzt hat, ein Therapiezentrum in Deutschland zu eröffnen.

Ziele des Vereins

- Sponsorensuche
- Spendenaufrufe
- Unterstützung betroffener Familien bei der Realisierung der angestrebten Therapie
- Organisation der Reisevorbereitung
- Buchung
- Reisebegleitung
- Betreuung, Übersetzung vor Ort
- Organisation zur gesamten Abwicklung
- Hinwirken auf Anerkennung der Therapieform durch das deutsche Gesundheitswesen

Daten und Fakten

Vorstandsvorsitzende:	Kirsten Kuhnert
Mitglieder des Vorstandes:	Dr. Jürgen Lindemann Thorsten v. d. Heyde Michael Lauer Pfarrer Matthias Heimer
Sonderbeauftragte:	Birgit Lechtermann
Schirmherr:	S.K.H. Prinz Leopold von Bayern
Botschafter:	Hans Joachim Stuck
Medizinischer Beirat:	Dr. med. Jürgen Lindemann Dirk Müller-Liebenau Barbara Schweitzer
Ausschuss Öffentlichkeitsarbeit:	Karl Hermann Hansen

Ausschuss Reisekoordination:	Claudia Ossenschmidt
Kassenprüfer:	Dr. med Jürgen Lindemann Klaus Heer
Leiterin Station Miami:	Barbara Schweitzer
Assistent:	Andre Patzschke
Mitglieder:	stimmberechtigte Vollmitglieder 17
Ehrenmitglieder:	1
Fördermitglieder:	sind jederzeit willkommen.
Jahresbeitrag:	DM 100,–
einmalige Aufnahmegebühr:	DM 50,–
Bezeichnung:	*dolphin aid e. V.*
Sitz des Vereins:	Lintorfer Waldstraße 5 D-40489 Düsseldorf Tel. + 49 (0) 203-746280 Fax + 49 (0) 203-7481063
E-Mail:	dolphin-aid@wtal.de

Internet Homepage:	www.dolphin-aid.de
Gründung:	Dezember 1995
Vereinsregister-Eintrag:	Eingetragener Verein beim Amtsgericht Düsseldorf (VR 149). Nach dem letzten uns zugestellten Freistellungsbescheid des Finanzamtes Düsseldorf/Nord für die Jahre 1996 und 1997 vom 09. Juli 1998 – Steuernummer 105/0438/3190 – wegen Förderung der öffentlichen Gesundheitspflege als besonders förderungswürdig gemeinnützigen Zwecken dienend anerkannt und nach § 5 Abs. 1 Ziffer 9 KStG von der Körperschaftssteuer befreit.

Anlaufstellen für Eltern kranker Kinder

Zentrum für Kindesentwicklung
Dr. med. Inge Flehmig
Rümker Str. 15–17, 22307 Hamburg

Meike Weitemeier
Barmbeker Str. 9 a, 22303 Hamburg
Physiotherapeutin, spezialisiert auf besonders stark behinderte Kinder.

Delacato and Delacato Consultants in Learning
Delacato Konsultation in Deutschland
Buschdorfer Str. 8, 53117 Bonn
Dr. Carl Delacato ist einer der beiden Begründer der Doman-Delacato-Therapie.

St. Briavels Center For Child Development
Dixton Road, Monmouth, Gwent NP5 3PR
Wales
Great Britain
Institut für Kindesentwicklung; die Therapie ist angelehnt an Doman und Delacato und wurde von betroffenen Eltern vor mehr als zwanzig Jahren gegründet.

Dr. med Erich Koletzki
Leitender Arzt der Klinischen Neurologie
Malteser Krankenhaus St. Anna
Albertus-Magnus-Str. 33, 47259 Duisburg
Spezialist für Butolinum-Indikationen.

Dr. med. Heiner Biedermann
Kampstr. 36, 44137 Dortmund
Chirotherapie, Manuelle Medizin,
Entwicklungsfortschritte gerade bei CP Kindern.

Dr. med. Bernhard Ibach
Klinikum Remscheid GmbH
Hans Potyka Straße 28, 42897 Remscheid
Chefarzt der Paediatrie, Klinikum Remscheid GmbH

Dr. Cheryl L. Butz
Marschallstr. 11, 80802 München
Fachärztin für Kinderzahnheilkunde, Behandlungen wenn nötig in Narkose, eigene Anästhesieabteilung.

Dr. Ramon A. Guevara
240 Crandon Boulevard
Suite 106
Key Biscayne, Florida 33149, USA
Sekretin-Behandlung autistischer Kinder.

Prof. Brucker
University of Miami
School of Medicines
Department of Orthopaedics and Rehabilitation
Jackson Memorial Hospital

PO Box 01690
Miami, Florida 33101, USA
Biofeedback Laboratory, Funktionales elektronisches Stimulationsprogramm.

Christoph Hörter
Landsberger Str. 44, 45219 Essen-Kettwig
Praxis für Physiotherapie, Craniosacral-Therapie, Ostheopathie. Intensive, individuelle Behandlung, die stets auf die besonderen Bedürfnisse jedes einzelnen Patienten abgestimmt wird.

Heike Buczek und Stefan Reis
Werdener Weg 8, 45470 Mülheim/Ruhr
Heilpraktiker, Praxis für Homöopathie. Behandlung extrem belasteter Kinder auf homöopathischem Wege, beide Therapeuten legen großen Wert auf eine ganz persönliche Begleitung.

Orthopädie Bartel
Schuhtechnik
Heinz Ludwig Bartel
Schumannstr. 60, 53113 Bonn-Südstadt
Spezialist für die Anfertigung von Maßschuhen bei Kindern, gerade bei Problemfällen.

Dr. William H. Stager
2601 North Flageler Drive, Suite101 B
West Palm Beach, Florida 33407, USA
Ostheopathie, Craniosacral-Therapie, Akupunktur.

Siegfried von Bültzingslöwen
Am Unkelstein 8, 47059 Duisburg
Orthopädietechnik, Sanitätshaus, Rehabilitationstechnik.

Alle genannten Ärzte, Therapeuten und Institutionen sind von Timmy auf Herz und Nieren geprüft und für ganz toll befunden worden.

Die Begegnung mit Delphinen ist in den einzelnen Zentren auch für die breite Öffentlichkeit möglich. Man kann dort auch mit Delphinen schwimmen:

Dolphin's Plus
PO Box 2728
Key Largo, Florida 33037, USA
Telephon: 001-305-451 1993

Dolphin's Cove
Mile Marker 101,9
Bayside
Key Largo, Florida 33037, USA
Telephon: 001-305-451 40 60

Dolphin Research Center
3000-41st St. Ocean
Marathon, Florida 33050, USA
Telephon: 001-305-289 6150

Mein Dank

»Jeden Tag ein kleines Wunder« lautet der erste, ursprüngliche Titel dieses Buches. Allein dass es entstanden ist, ist schon ein kleines Wunder. In all den Nächten, in denen Timmy mir die Feder führte, bei jedem geschriebenen Wort war und ist mir dieses Wunder bewusst.

Mein Sohn lebt und er hat etwas Großartiges in Gang gesetzt. Irgendwann einmal wird der wissenschaftliche Nachweis über den Erfolg der Delphin-Therapie erbracht werden. Bis dahin wird noch viel Zeit vergehen. Und dank Timmy, der uns zur Gründung von *dolphin aid* führte, werden jedes Jahr, jeden Monat, jede Woche, jeden Tag glückliche Kinder von ihrem Besuch bei Spunky, Duke, Jeannie, Alfons und den anderen schwimmenden Therapeuten zurückkehren. Und sie werden sagen können: Das Leben ist schön.

Sie werden neue Zuversicht gewonnen haben in ihr eigenes Können und das Vertrauen zu ihren Eltern gestärkt haben. Ganze Familien werden neue Wege beschreiten können, dank der von Dr. David Nathanson entwickelten Therapie.

Ich bin meinem Sohn dankbar, dass er mein Leben durch diese Aufgabe bereichert hat und dass ich heute so vielen Menschen zu Dank verpflichtet bin. Sie alle ahnten am 18. Juni 1994 noch nicht, dass ein kleiner zweijähriger Junge sie so zum Nachdenken anregen würde. Aber sie alle haben verstanden. Tims Vermächtnis hat ihnen die Sorge für kranke Kinder näher gebracht.

Danke: Elke Coburger, Volker Nielsen, Inge Nielsen, Edith Evers, Helene Hüllen, Martin Schata, Albert Hornfeck, Ingrid Hornfeck, Heribert Kuhnert, Irmtraud Kuhnert, Kay Evers, Helga Evers, Hilde Elias, Martin Terhardt, Jo Struchtrupp, Els Struchtrupp, Bernhard Ibach, Michael Mandl, Bernd Appolt, Hartmuth Morgenroth, Tatjana Schläth, Rainer Pietschmann, Peter Welbers, Cathy Monceaux, Elisabeth Menzen, Adolfo, Sabine Maaßen, Alexandra Fritz, Jörg Immendorf, Hanjo Hillmann, Sabine Schwarzer, Regina Goldlücke, Hans Joachim Stuck, Max Schneider, Michael Kneissler, Celia Tremper, Claudia Dichter, Alexander Schneider, Vera Schneider, Stefan Müller, Johannes Riemann, Walter Blum, Andrea Müller, Oliver Schielein, Ulli Richter, Phillip Schneider, Michael Eschmann, Karin Weißflog, Katharina Schneider, Reinhard Maßberg, Gabi Richter, Jaqueline Schierl, Ottmar Alt, Christian Broden, Thomas Schierl, Günther Frauenkron, Kalle Hansen, Anja Krugmann, Sylvia Waden, Jürgen Barth, Birgit Lechtermann, Petra Morawietz, Jürgen Pippig, Willy Knupp, Dieter Hahn, Dietrich Ernst, Katja Ernst, Eckhard Bittner, Jan Strohmenger, Gabriele von Rosseck, Bernd Sommer, Heinz Westen, Peter Fankhauser, Petra Simon, Peter Haslebacher, Marco Dadomo, Petra Hunold, Nicola Hipp, Lionel von dem Knesebeck, Betina Heyne, Stephanie Ehrenschwendner, Karin Frankenhauser, pro art, Antonio Pelle, BMZ, Rolf Milser,

Peter Thorsten Schulz, Klaus Heer, Claudia Ossenschmidt, Janina Sorkale, Felicitas Großhans, Arnold Müller, Stefanie von Fallois, Matthias Heimer, Thorsten von der Heyde, Romeo Horvart, Brigitte Nielsen, Justin Bell, Tom Baur, Fred Woodbridge, Barbara Schweitzer, Nickel Gösecke, Franz Carpraro, Veronica Cervera, Ramon Guevara, Bill Stager, Lloyd Borguss, Annemarie Borguss, Rudolf Jäckle, Heidrun Tackenberg, Manuela Tarnowskij, Meredith Mesa, Gerti Kleikamp, Stefan Schneider, Meike Weitemeier, Patrick Lindner, Markus Tedeskino, Margarete Schreinemakers, Christa Keßler-Brück, Alicia König, Petra Schuppe, Sam Shore, Michael de Shay, Kerstin Fricke, Nomi Baumgartl, Ulla Jacobs, Kuno Nensel, Borris Brand, Dirk Müller-Liebenau, Andrea Bohling, Mary Lycan, Alexandra Phillips, Peter Rust, David Nathanson, Diane Sandeline, Gitti Rust, Donny de Castro, Klaus Ostendorf, Frank Ostendorf, Marcia McMahon, Christina Collins, Lynn Cermak, Heather Friend-Nixon, Lou Ellen Klints, Arthur Cooper, Bill Shannon, Deena Hoagland, Kathy Romano, Ursula Felgner, Ulrich Niesel, Horst Esdar, Ulli Upietz, Monika Wasel, Christa Green, Marc Cabrera, Roswita Rauh, Gereth Vye, Rolf Seelmann-Eggebrecht Leontine Gräfin von Schmettow, Joachim Winkelhock, Thomas Winkelhock, Frank Schmickler, Joan Mehew, Brigitte Rey, Erich Borguss, Laurie Borguss, Thorsten Schlorf, Niki Davis, Rick Borguss, Volker Riech, Marianne Riech, Tanja Güß, Ulf Schönfeld, Manuel Garcia Hartmann, Reinhard Freese, Alexandra Stritt, Robert Niemann, Sarah Hutchings, Marc Pasteur, Ingrid Post, Uwe Post, Björn, Ina, Pia, Mats, Silke Feußner, André Rademacher, Markus Oestreich, Kris Nissen, Leslie von

Wangenheim, Axel Windgassen, Hans-Werner Rosenfeld, Lerma Windgassen, Ronald Schlösser, Detlev von Wangenheim, Dagmar Rosenstein, Piroska Kaiser, Jaqueline Nicholl Mc-Neil, S.K.H. Prinz Leopold von Bayern, I.K.H. Prinzessin Ursula von Bayern, Dagmar Rosenstein, Beate Matuschewski, Claudia Oberwinster, Tanja von der Brüggen, Tanja Pfaffenbach, Edmund Krix, Katharina Engelmann, Madu Mehta, die LTU-Belegschaft zu Luft und zu Boden, Laura Yanes, Nicole Fehr, Rita Neubauer, Wilhelm Horkel, Heiner Biedermann und Crew, Horst Salzmann, Schwester Susanne, Ilka Mantzel, Bernhard Brukker, Joachim Tomesch, die Belegschaft der Großbäckerei Wendeln, Stefan Klein, Ein Herz für Kinder, Anke Ingvaldson, André Patzschke, Hildegard Ledl, Susanne Vetter, Ingeborg Lamberti, Isolde Holderied, Ralf Kelleners, Hans Bernd Kamps, Peter Sydow, Diane Demskey, Hildegard Ledl, Rosita Michael, Kiki Lombardi, Yvonne Weiner, Peter Freymuth, Joanne Rose, Mayra Lecusay, Petra Sawusch, S. Makrigiani, Ulrike Rüssmann, Trudi Huppertz, Iris Gericke, Anke Ingvaldson, Hans-Gerd Lenard, Michael Schürmann, Barbara Rosier, Daniele Hedermann, Silke Reisewitz, Sarah Harneid, Heike Heckmann, Sabine Liske-Stecher, Jochen Berninghaus, Iris Diop, Tibor Gabli, Arno Nell, Jörg Massenberg, Karl-Heinz Mutz, K I der Remscheider Kinderklinik, Dirk Morgenstern, Mirja Lullic, Britta Lassmann, Catrin Nagel, Kathrin Bienefeld, Daniela Dustmann, Heide Rademacher, Eberhard Maier, Christiane Pfeifer, Antje Witthopf, Birgit Brandes, Birgit Püchner, Meike Wrede, Ingela Rust, Evamaria Bienel, Heike Gede, Alexa Mersch, Catja Mersch, Henning Lohse-Busch,

Sylvia Waden, Ingo Beinersdorf, Walter Pütz, Nina Brkan, Familie Frank, Dieter Becker, Manuela Rousseau, Hans-Jürgen Prick, Klaus Wilkens, Peggy Uthicke, Jörg Kaller, Micky Eskimo, Robby und Shamana Seeger, Justin Bell, Reinhard Steuber, Frau Saal, Herr Joest, Christian Laich, Axel Haas, Gerd Wiederwald, Olaf Molkenthin, Antje Schweizer, Norbert Walchhofer, Paul Mertes, Ramona Bauer, Christopher Reindl, Irena Möbus, Marina Lange, die Regenbogenkinder, Robert Niemann, Jürgen Jentsch, Feri Bogdan, Tony Martin, Christian Fischer, Roland Klement, Hans Hantrop, Michael Hodes, Berthold Roth, Marianne Hoehl, Mirella Kramer, Frank Küchler, Heike Küchler, Lilly, Daniel Opitz, Ralf Plein, Olaf Schabbach, Andrea Sabat, Ulrike Schamoni, Hans Georg Schmitt, Vinzenz Baldus, Celine Dion, Tanja Grabert, Regina Dohm, Jutta Gries, Wolfgang Coym, Tony Böhmer, Heiner Enterich, William Nelson, Charlie Riedel, Jaqueline Freud, Michael Kiesewetter, Jean Claude Kuner, Brigitte Steinmetz, Dodo Hille, Peter Bernius, Tiz Stockton, Mario Stock, Diana Niggemann, Fury in the Slaughterhouse, Band ohne Namen, Reamonn, Naima, Liquido, The King, Chumbawamba, Michael Mittermeier & Friends, Badesalz, Glow, Brings, Gotthard, Alternative Allstars, Beam & Yanou, Natural Born Hippies, Martin Schenkel, Score, Peter Maffay, Thomas Anders, Christian Wunderlich, Wanderwall, Worlds Apart, Münchner Freiheit, Purple Schulz, Wolf Maahn, Katy Karrenbauer, 2Raum Wohnung, Bläck Fööss, Samin Nassif, Elias, Dankner, Charlemaine, Andres Ballinas. Danke auch an all die, deren Namen ich hier vielleicht vergessen habe.